Christoph Delp

CORE- UND SIXPACK-TRAINING für Zuhause

Effektive Bauch- & Rücken-Workouts, ohne Geräte, in 20 Minuten täglich, für Fitness und Abnehmen in jedem Alter

pietsch

Titelbild: Getty Images
Bildnachweis Innenteil:
Alle Fotos von Christoph Delp.
Ausnahmen:
Getty Images: 5–10, 16, 17, 21, 22, 24, 26, 29–46, 69, 70, 102, 108, 114, 120–124
Darsteller der Übungen:
Chiara Schmitt, Doretta. Libby Jennings, Paige L.
Anton Quiring, Dewayne G., John S., Max Roll, Christoph Delp

Dieses Buch wurde nach den geltenden Vorschriften der General Product Safety Regulation (GPSR) entwickelt. Bei Fragen oder Problemen wenden Sie sich bitte an den Verlag unter folgender E-Mail-Adresse: gpsr@paul-pietsch-verlage.de

ISBN 978-3-613-51021-0

1. Auflage 2026

Sie finden uns im Internet unter www.pietsch-verlag.de

Lektorat: Niko Schmidt
Einbandgestaltung: Kornelia Erlewein
Innengestaltung: Sabine Ufer
Druck und Bindung: Graspo CZ, 76302 Zlín
Printed in Czech Republic

Inhalt

TEIL 1:
Der Einstieg

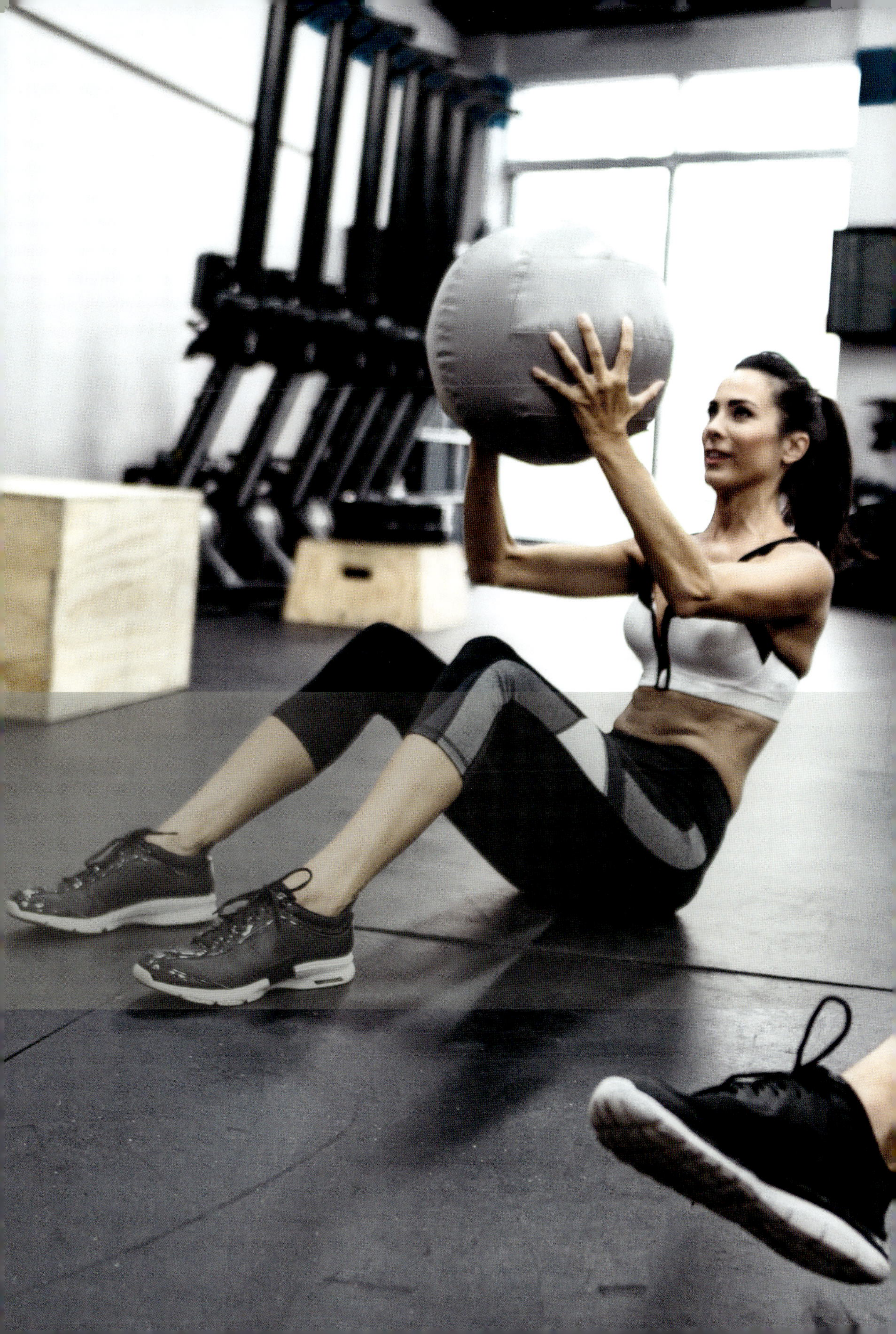

Wissenswertes

Eine gut trainierte Bauch- und Rückenmuskulatur ist nicht nur ästhetisch ansprechend, sondern auch aus gesundheitlicher Sicht von großer Bedeutung. Sie verbessert die Körperhaltung und beugt Beschwerden, insbesondere im Rückenbereich, vor. Auch im Sport zeigt sich, dass eine kräftige Rumpfmuskulatur die Verletzungsgefahr deutlich verringert und die Leistungsfähigkeit erheblich steigert. Bei Lauf-, Sprung-, Schlag-, Stoß- und Wurfbewegungen spielt die Muskulatur der Körpermitte eine zentrale Rolle innerhalb der Bewegungskette.

Besonders wichtig ist das Training der tiefen Muskelschichten, die die Wirbelsäule stabilisieren. Diese sogenannten Core-Muskeln liegen unter den oberflächlichen Muskelgruppen und sind von außen nicht sichtbar. Dennoch sind sie an nahezu allen Bewegungen beteiligt und daher unverzichtbar. Ein gezieltes Training ermöglicht eine effiziente Kraftfreisetzung im Alltag sowie im Sport und dient der Verletzungsprävention, da diese Muskeln den Körper bei jeder Bewegung stabilisieren.

Für das Kräftigen der Rumpfmuskulatur eignen sich Übungen mit dem eigenen Körpergewicht, ergänzt durch Fitnessbänder, einen Gymball oder freie Gewichte. Diese Trainingsformen führen zu hervorragenden Ergebnissen, da der Körper nicht an starre Bewegungsmuster wie bei Maschinen gebunden ist. Stattdessen werden zahlreiche Muskelgruppen gleichzeitig aktiviert und das Zusammenspiel der Muskulatur nachhaltig verbessert. Besonders Übungen auf instabi-

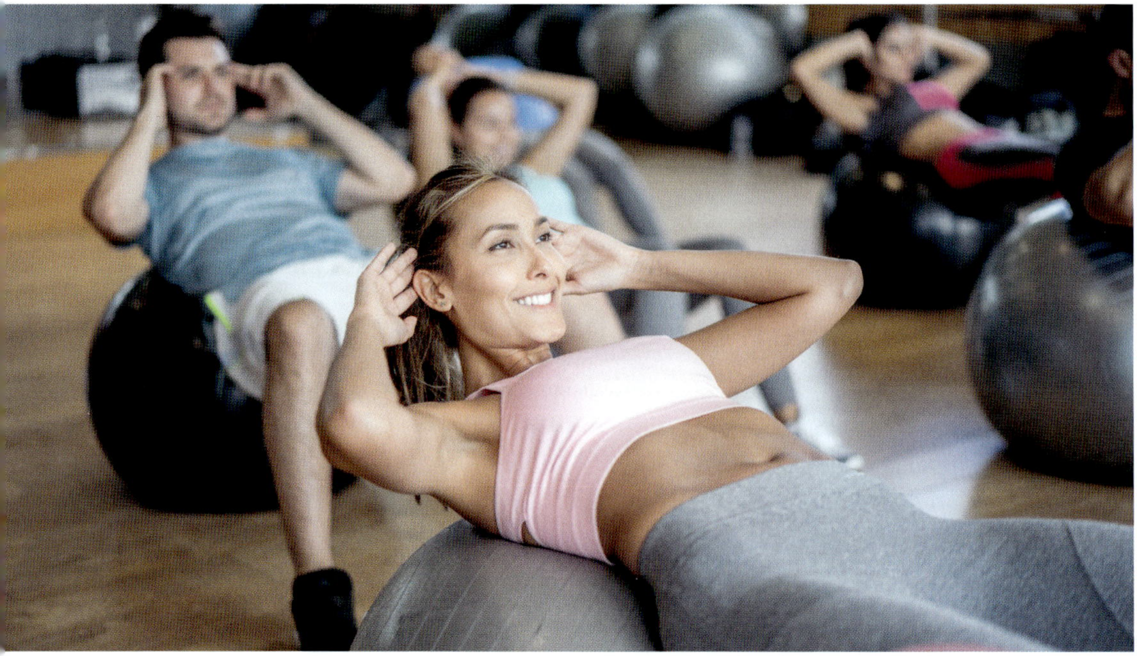

Das Training auf dem Gymball fördert Balance und aktiviert die Core-Muskulatur.

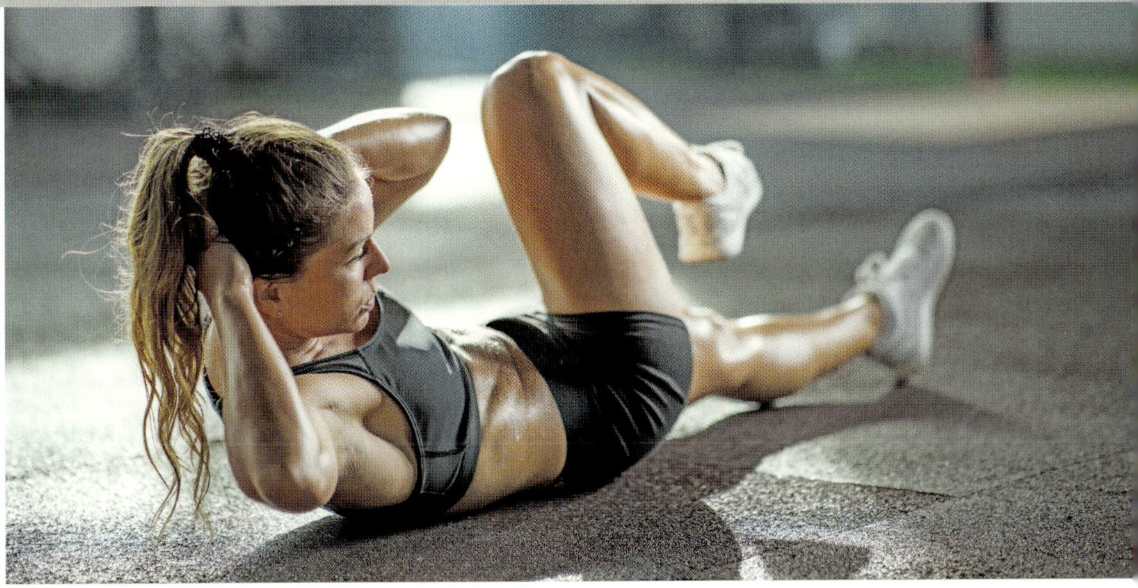

Trainiere achtsam, kontrolliert und schmerzfrei.

len Unterlagen – etwa auf dem Gymball – fordern die Core-Muskeln intensiv, da die Position ständig ausbalanciert werden muss. Damit die Rumpfmuskulatur optimal leistungsfähig bleibt, solltest du sie nicht nur kräftigen, sondern auch beweglich und elastisch halten. Dafür stehen dir Mobility- und Dehnübungen sowie Massagetechniken zur Verfügung, die im Buch ebenfalls vorgestellt werden. Auch gezielte Entspannung unterstützt die Regeneration der Muskulatur.

Dieses Buch zeigt dir, wie du deinen Bauch und Rücken effektiv trainierst. Du lernst die wirkungsvollsten Übungen kennen und erhältst kurze Workouts für unterschiedliche Leistungsniveaus. Egal ob Fitnesseinsteiger oder bereits geübter Sportler – nutze dieses Buch, um deinen Körper zu Hause strukturiert, effizient und nachhaltig zu stärken.

INFO: Bevor du mit dem Training beginnst

Wenn du bereits regelmäßig sportlich aktiv bist, kannst du direkt mit dem Programm starten und die Workouts wie beschrieben durchführen. Auch nach einer längeren Sportpause kannst du einsteigen – führe die Übungen dann jedoch besonders vorsichtig und kontrolliert aus.

Liegt bei dir allerdings eine Erkrankung oder Verletzung vor, kläre vor Trainingsbeginn mit deinem behandelnden Arzt, ob und in welchem Umfang du trainieren darfst und welche Übungen für dich geeignet sind.

Beginne stets mit leichten Übungen und geringer Intensität. Trainiere behutsam, vermeide Überforderung und führe keine Bewegungen unter Schmerzen oder mit Gewalt aus. Über- oder Fehlbelastungen führen nicht zu schnellerem Fortschritt, sondern erhöhen das Verletzungsrisiko.

Den größten Trainingserfolg erzielst du, wenn du bewusst trainierst, auf deinen Körper hörst und die Belastung Schritt für Schritt steigerst.

Gute Gründe

Das Training der Bauch- und Rückenmuskulatur – insbesondere der stabilisierenden Core-Muskulatur – bietet zahlreiche Vorteile für Gesundheit, Wohlbefinden und sportliche Leistungsfähigkeit. Die in diesem Buch vorgestellten Trainingsmethoden helfen dir dabei, ausgewogen und effektiv zu trainieren. Hier findest du die wichtigsten Gründe, warum es sich lohnt, jetzt zu beginnen und langfristig dranzubleiben.

Größere Leistungsfähigkeit

Ein regelmäßiges Training der Rumpfmuskulatur führt zu einer deutlichen Kraftsteigerung, die du sowohl im Alltag als auch im Sport spürst – etwa beim Anheben und Tragen von Gegenständen oder bei schnellen, kraftvollen Bewegungen. Durch komplexe Übungen verbesserst du zudem das Zusammenspiel deiner Muskeln und kannst dein Kraftpotenzial besser nutzen. Gleichzeitig beugst du Verletzungen vor und wirkst einer altersbedingten Kraftabnahme entgegen. Studien zeigen, dass selbst im höheren Alter noch deutliche Kraftzuwächse möglich sind.

Abbau und Vorbeugung von körperlichen Beschwerden

Ein ausgewogenes Training des Rumpfes löst Verspannungen, korrigiert Fehlhaltungen und gleicht muskuläre Ungleichgewichte aus. Dadurch verbessert sich deine Haltung, die Gelenke werden optimal ausgerichtet und frühzeitiger Verschleiß wird vermieden. Ein starker Core wirkt sich zudem positiv auf dein gesamtes Erscheinungsbild aus: Eine aufrechte Haltung, ein stabiler Gang und ein vitaler Gesamteindruck gehören dazu.

Körperfettreduktion – falls dies dein Ziel ist

Krafttraining steigert deinen Kalorienverbrauch während und nach dem Training und fördert den Muskelaufbau. Mehr Muskelmasse erhöht deinen Grundumsatz – du verbrennst also auch in Ruhe mehr Kalorien. Mit einem bewussten Lebensstil kannst du so Körperfett reduzieren und deine Wunschfigur erreichen.
Wenn du mit deinem Körperfettanteil zufrieden bist, kannst du diesen Aspekt ausblenden – das Training soll dir guttun und keinen zusätzlichen Druck erzeugen.

Effektives Training zu Hause

Alle Übungen dieses Buches lassen sich ohne großen Aufwand zu Hause durchführen. Du trainierst mit dem eigenen Körpergewicht oder kostengünstigen Kleingeräten. Besonders effektiv sind Übungen auf einem beweglichen Untergrund wie dem Gymball, da die Positionen durchgehend ausgeglichen werden müssen und so den Core intensiv aktivieren.

Abwechslung im Training

Der Körper passt sich wiederholten Belastungen schnell an. Um Fortschritte zu erzielen, braucht es variierende Trainingsreize. Das Rumpftraining mit Körpergewicht und Kleingeräten bietet unzählige Übungsvarianten und Intensitätsstufen, sodass du konti-

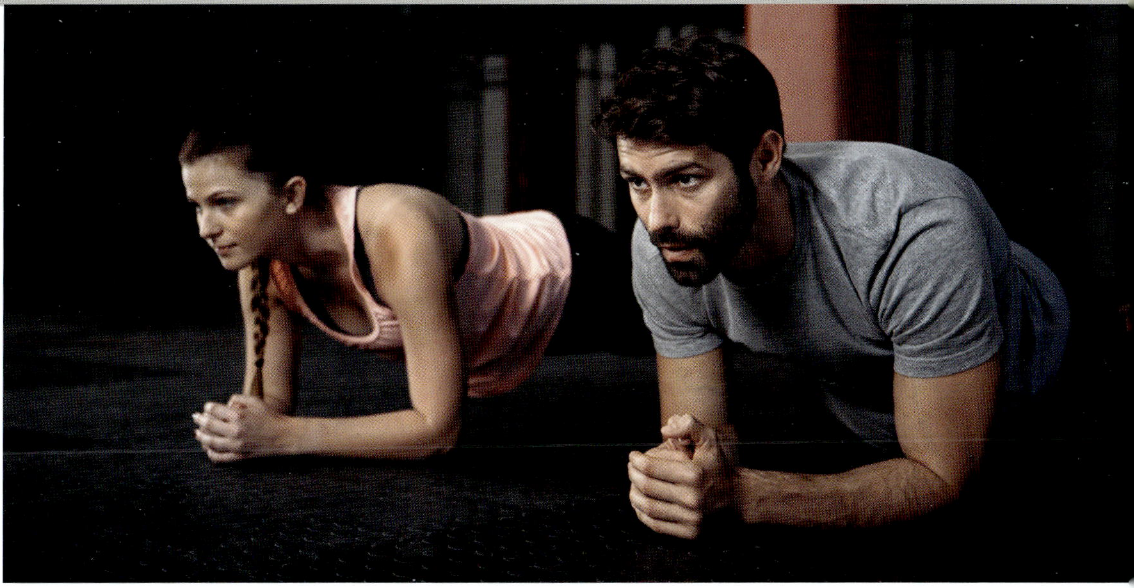

Core-Training führt zu mehr Wohlbefinden und Vitalität.

nuierlich neue Herausforderungen setzen kannst und Plateaus vermeidest. Dadurch bleibt das Training spannend, motivierend und wirksam.

Positive Ausstrahlung und Lebensqualität

Ein gestärkter Körper, eine verbesserte Haltung und ein ausgeglichenes inneres Gleichgewicht wirken sich auch äußerlich aus: Du trittst vitaler, selbstbewusster und präsenter auf. Das steigert dein Wohlbefinden und deine Lebensqualität.

Beweglichkeit und Koordination

Dehn- und Mobilitätsübungen verbessern deine Flexibilität. Funktionelle Kraftübungen aktivieren mehrere Muskelgruppen gleichzeitig und fördern dadurch deine Koordination. Dieses Zusammenspiel erhält deine Mobilität bis ins hohe Alter.

Stressabbau und mentale Stärke

Bewegung und gezielte Erholung helfen dir, Stress abzubauen und innere Anspannung zu lösen. Du wirst belastbarer, triffst klarere Entscheidungen und gehst Herausforderungen im Alltag ruhiger und fokussierter an.

Verlängerung der gesunden Lebensspanne

Ein aktiver Lebensstil senkt das Risiko für viele Erkrankungen und hilft dir, mehr gesunde und bewegliche Lebensjahre zu gewinnen. Mit regelmäßigem Core-Training unterstützt du deinen Körper, langfristig stark und belastbar zu bleiben.

TIPP: Für einen gesunden und schmerzfreien Rücken

- **Rumpfmuskulatur kräftigen.** Trainiere regelmäßig deine Bauch- und Rückenmuskulatur – insbesondere die Core-Muskulatur. So wirst du leistungsfähiger und schützt deinen Körper vor Verschleiß und Verletzungen.
- **Mobilisieren und Dehnen.** Achte darauf, dass dein Körper nicht nur kräftig, sondern auch beweglich bleibt. Nutze regelmäßig Mobility- und Dehnübungen, um deine Flexibilität zu erhalten und zu verbessern.
- **Aufrechte Haltung im Alltag.** Überprüfe immer wieder deine Körperhaltung und richte dich bewusst auf. Das entlastet deine Gelenke und verhindert Verspannungen sowie Verletzungen.
- **Rückengerecht heben und tragen.** Rückenbeschwerden entstehen häufig durch falsches oder unkontrolliertes Anheben schwerer Gegenstände. Wie du deinen Rücken schützt, erfährst du auf der Seite 14.
- **Aktiv gegen Verspannungen vorgehen.** Spürst du verspannte Muskeln, dann löse sie aktiv – z. B. mit Selbstmassage mithilfe einer Hartschaumrolle.
- **Erholung und Stressabbau.** Plane regelmäßige Erholungspausen ein. Andauernder Stress kann zu Verspannungen und Rückenschmerzen führen. Falls du schwer abschalten kannst, helfen gezielte Entspannungsübungen.
- **Gesund ernähren.** Achte auf eine ausgewogene Ernährung, ausreichend Eiweiß, Vitamine, Mineralstoffe und viel mineralhaltiges Wasser. Das unterstützt die Muskulatur, die Gelenke und die Bandscheiben. Reduziere Übergewicht, da es die Wirbelsäule zusätzlich belastet. Weitere Informationen zur Ernährung findest du im Buch *Longevity: Schlanker, stärker, vitaler* (2025).

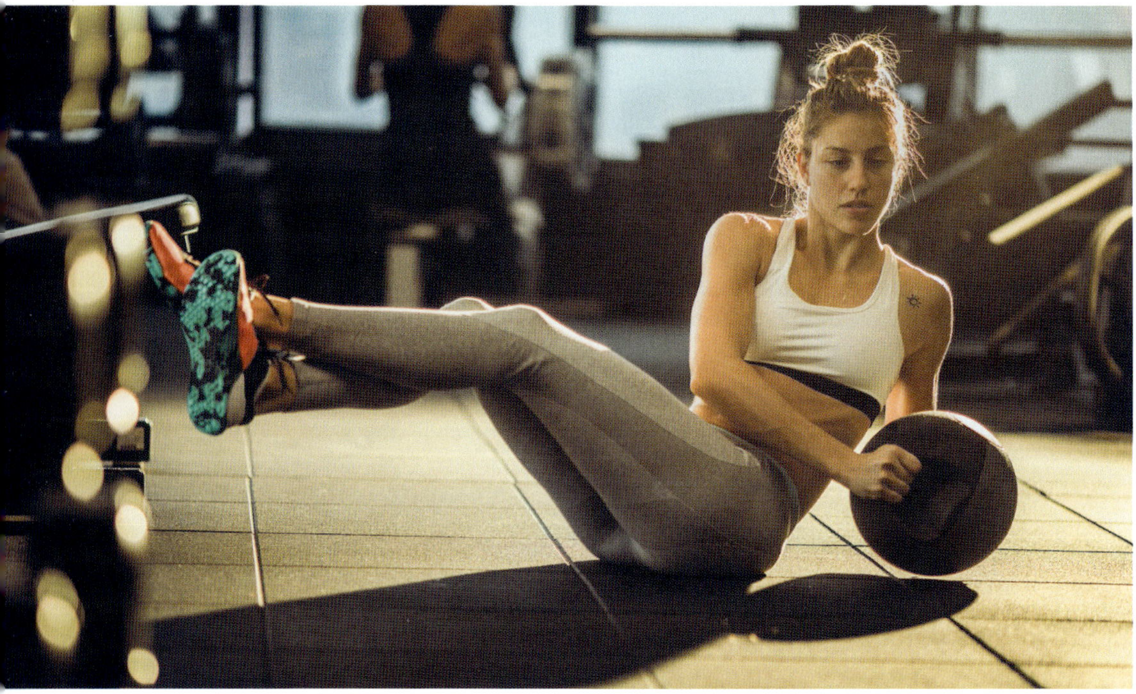

Ein starker und beweglicher Rumpf ist die Basis für einen gesunden Rücken.

Körperstellung

Die Einnahme einer korrekten Körperposition ermöglicht effiziente und kraftvolle Bewegungen. Die Kraft wird dabei gleichmäßig vom Boden über Füße, Waden, Oberschenkel, Hüfte und Rumpf bis hin zum Oberkörper weitergeleitet. Ein kraftvoller Boxschlag entsteht beispielsweise durch den aktiven Abdruck über den Boden und das koordinierte Mitbewegen aller Körperpartien bis zum Auftreffen der Faust.

Liegen hingegen Defizite wie eine Schiefstellung oder Fehlhaltung vor, können Bewegungen nicht optimal ausgeführt werden und die Leistungsfähigkeit ist eingeschränkt. Es entstehen Ausweichbewegungen, die langfristig zu Verspannungen, Überlastungen und Verletzungen führen können. Solche Probleme zeigen sich häufig an den Fuß-, Knie-, Hüft-, Schulter- und Ellbogengelenken sowie an den Schienbeininnenseiten, im Nacken oder an den Unterarmen.

Der Körpermitte gilt besondere Aufmerksamkeit, denn sie bildet das Zentrum der Kraft. Befinden sich Rumpf, Becken und Schultern in einer stabilen Position, ist der Körper leistungsfähig, da nahezu alle Bewegungen über diese Strukturen verlaufen. Diese Körperpartien müssen möglichst genau ausgerichtet sein, damit Kraft und Energie effizient durch den Körper geleitet werden können. Ebenso

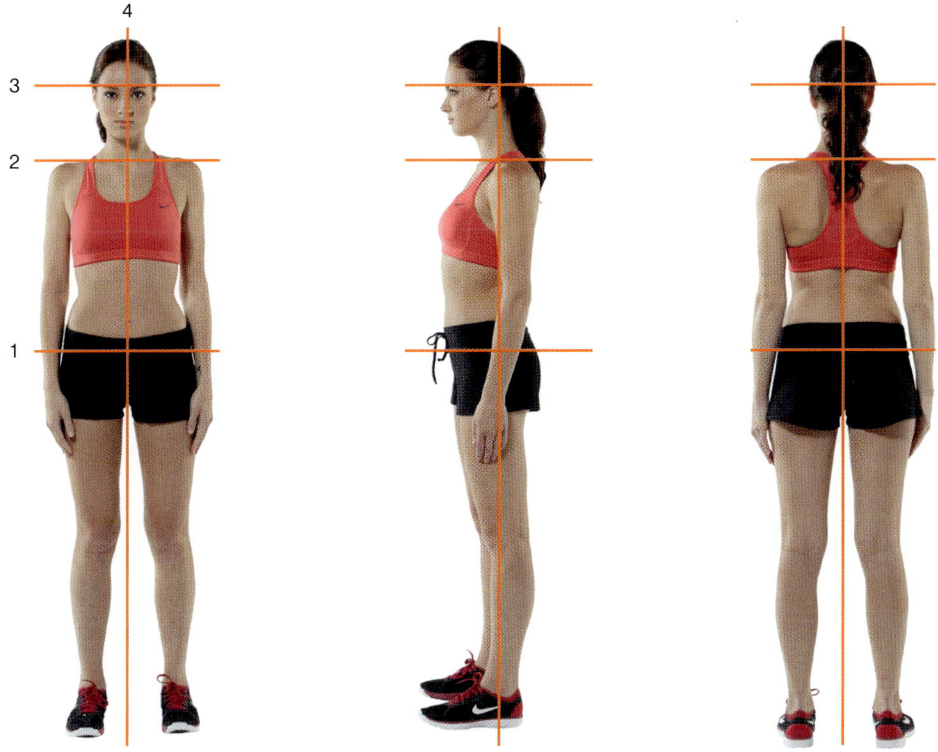

Eine korrekte Körperausrichtung sorgt für eine ausgewogene Belastung der Gelenke und schützt sie vor vorzeitigem Verschleiß.

wichtig ist, dass die beteiligten Muskeln ausreichend kräftig sind und in einem ausgewogenen Verhältnis zueinanderstehen.
Mache dir deshalb regelmäßig deine Körperhaltung bewusst und verbessere sie aktiv. Nutze beispielsweise kurze Alltagssituationen – etwa beim Warten auf einen Zug – um dich gezielt aufzurichten. Achte auf eine aufrechte Haltung und eine gleichmäßige Gewichtsverteilung.

Ausrichtung im Stand

Richte dich im Stand bewusst auf und aktiviere dabei die querverlaufende Bauchmuskulatur. Je besser dir dies gelingt, desto effektiver schützt du deine Gelenke. Überprüfe und korrigiere deine Haltung regelmäßig, zum Beispiel zu Hause vor einem Spiegel. Zusätzlich kann es hilfreich sein, dich in aufrechter Haltung von vorne, seitlich und von hinten zu fotografieren. So erkennst du, ob deine Wahrnehmung der eigenen Körperposition mit der tatsächlichen Ausrichtung übereinstimmt.
Achte darauf, dass sich Fußgelenke, Knie, Hüften, Schultern und Ohren möglichst senkrecht übereinander befinden und gerade ausgerichtet sind.

• Fußposition

Die Füße stehen hüftbreit und zeigen gerade nach vorne. Verteile dein Gewicht gleichmäßig auf beide Füße, wobei die Beine leicht gebeugt sind und die Knie nicht durchgedrückt werden.
Stelle dir die Fußbelastung als Dreieck vor: Großzehenballen, Kleinzehenballen und Ferse tragen dein Gewicht. Über diese drei Punkte verteilt sich die Last gleichmäßig über Zehen, Ballen, Außenkante und Ferse. Das Fußinnengewölbe ist dabei leicht angehoben.

• Beckenstellung

Die Hüften sollten sich auf gleicher Höhe befinden und das Becken eine neutrale Position einnehmen, da es maßgeblich die Krümmung des unteren Rückens beeinflusst. Ist diese Krümmung zu stark oder zu schwach, kann dies langfristig zu Rückenbeschwerden führen.
Stelle dir eine horizontale Linie zwischen den beiden Hüftseiten (Linie 1) sowie eine senkrechte Linie von oben nach unten (Linie 4) vor. In der Frontalansicht sollte das Becken mittig und symmetrisch ausgerichtet sein.

• Bauchspannen

Für eine stabile Rumpfposition ist die Aktivierung der querverlaufenden Bauchmuskulatur entscheidend. Ziehe den Bauchnabel sanft nach innen in Richtung Wirbelsäule und leicht nach oben. Der Rumpf wird dabei zwischen Hüften und Brustkorb »lang gemacht«.
Wichtig ist, dass die Spannung so dosiert bleibt, dass eine ruhige und gleichmäßige Atmung weiterhin möglich ist.

• Schulterstellung

Auch die Schultern müssen bewusst ausgerichtet werden. Besonders bei Menschen mit viel Schreibtischarbeit sind sie häufig nach vorne gezogen und leicht angehoben. Die linke und rechte Schulter sollten sich auf gleicher Höhe befinden.
Ziehe die Schulterblätter sanft nach hinten und lasse sie nach unten sinken. Ein stark

vorgestreckter Brustkorb sollte vermieden werden. Zur Kontrolle kannst du dir eine horizontale Linie von Schulter zu Schulter (Linie 2) sowie die senkrechte Linie (Linie 4) vorstellen.

• Kopfhaltung

Halte den Kopf aufrecht und ziehe das Kinn leicht zur Brust. Eine einfache Übung zur Wahrnehmung ist das Balancieren eines Buches auf dem Kopf.
Überprüfe auch hier die Ausrichtung mithilfe der Linien: Eine horizontale Linie verläuft von Ohr zu Ohr (Linie 3), die senkrechte Linie (Linie 4) verläuft durch den Körper. Der Kopf sollte mittig positioniert sein – häufig wird er unbewusst leicht zur Seite geneigt.

Ausrichtung im Sitz

Auch im Sitzen solltest du deine Haltung regelmäßig überprüfen und bewusst verbessern. In der optimalen Position sitzt du aufrecht mit hüftbreit aufgestellten Füßen. Vermeide es, die Beine über längere Zeit übereinanderzuschlagen. Die Winkel zwischen Ober- und Unterschenkel sollten etwas größer als 90 Grad sein.
Mache deinen Körper lang, indem du das Brustbein sanft anhebst, und aktiviere die querverlaufende Bauchmuskulatur leicht. Richte den Kopf auf und ziehe das Kinn behutsam zur Brust. Ohren, Schultern und Hüften befinden sich dabei annähernd übereinander.
Wenn du die Möglichkeit hast – beispielsweise zu Hause – setze dich zeitweise auf einen großen Gymball und achte dabei besonders

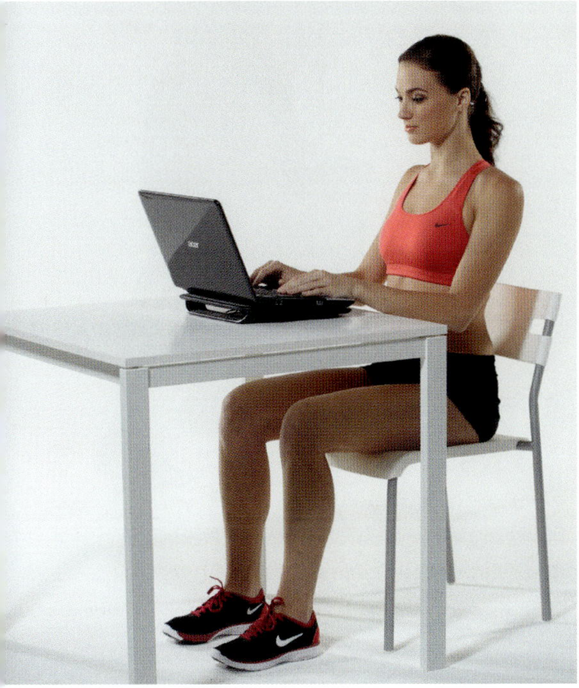

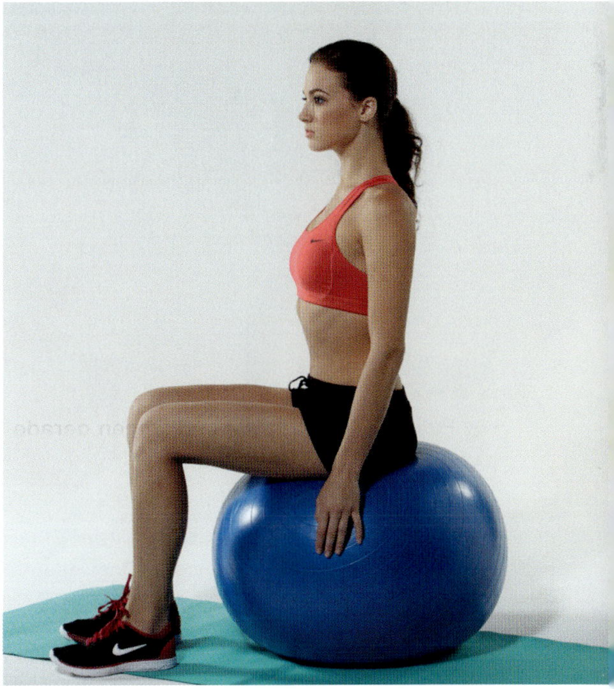

Der aufrechte Sitz auf einem Stuhl und auf einem Gymball.

auf eine stabile, aufrechte Haltung. Durch das ständige Ausbalancieren wird die Rumpfmuskulatur aktiviert. Das erleichtert es dir, anschließend auch im Sitzen auf einem Stuhl automatisch eine bessere Körperhaltung einzunehmen.

TIPP: Anheben und Tragen schwerer Gegenstände

Hebe schwere Gegenstände niemals mit rundem oder stark gebeugtem Rücken an, da dies leicht zu einem Hexenschuss oder anderen Rückenverletzungen führen kann. Hebe das Gewicht stattdessen aus der Kraft der Bein- und Gesäßmuskulatur. Dieses Bewegungsmuster entspricht der Übung »Beidseitige Kniebeuge«.

Achte darauf, den Gegenstand möglichst nah am Körper zu halten und das Gewicht gleichmäßig zu verteilen. Umfasse das Objekt mittig mit beiden Händen und ziehe es eng an den Körper heran. Trägst du Taschen, ist ein Rucksack einer einseitigen Tragetasche vorzuziehen, da das Gewicht gleichmäßiger verteilt wird und einseitige Verspannungen vermieden werden. Nutzt du eine Aktentasche, wechsle regelmäßig die Trageseite, um eine ausgeglichene Belastung sicherzustellen.

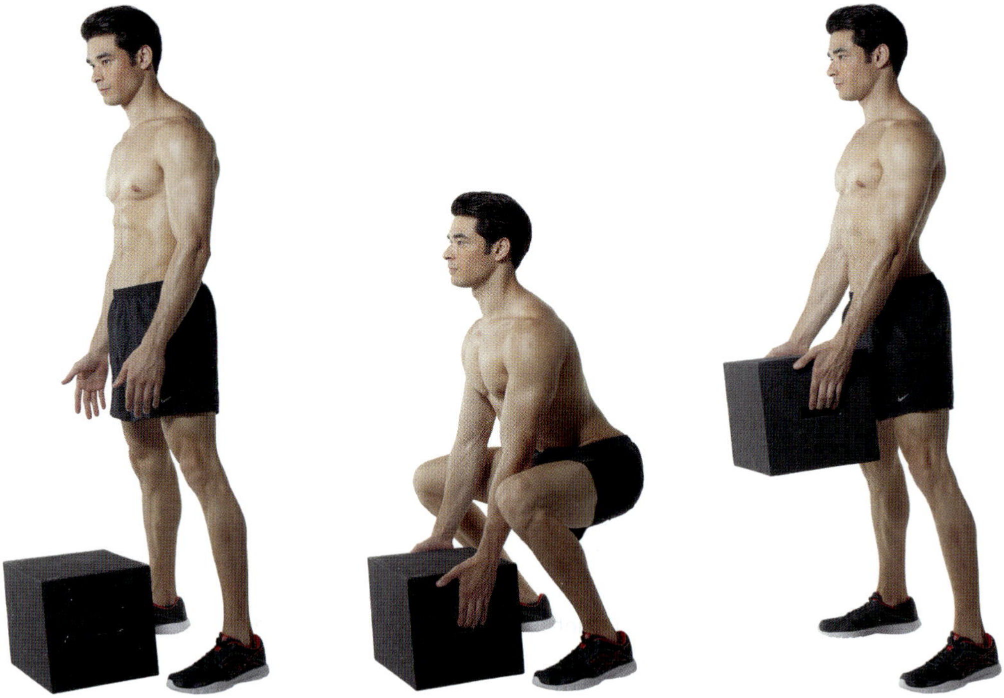

Das Anheben einer schweren Kiste (z. B. Getränkekiste). Stelle dich aufrecht vor die Kiste, die Fußspitzen zeigen leicht nach außen. Aktiviere die querverlaufende Bauchmuskulatur und bewege dich nach unten, indem du das Gesäß nach hinten schiebst. Der Rücken bleibt neutral, die Knie arbeiten in Linie mit den Fußspitzen. Hebe nun die Kiste kontrolliert aus der Kraft der Bein- und Gesäßmuskulatur an.

Um dieses Bewegungsmuster sicher zu erlernen und für den Alltag zu festigen, kannst du zunächst mit einer nahezu leeren Getränkekiste üben und das Gewicht schrittweise erhöhen, indem du nach und nach Flaschen hinzufügst.

Muskelkunde

Das Kräftigen der Rumpfmuskulatur fördert eine aufrechte Körperhaltung, eine wohlgeformte Körpermitte und beugt Rückenbeschwerden vor. Wichtig ist, dass Bauch- und untere Rückenmuskulatur in einem ausgewogenen Verhältnis zueinander trainiert werden, da muskuläre Dysbalancen langfristig zu Beschwerden führen können. Trainiere die Rumpfmuskulatur daher in all ihren Funktionen. Ergänzend sollten Schulter-, obere Rücken-, Bein- und Gesäßmuskulatur gekräftigt werden, um eine stabile und aufrechte Haltung sicherzustellen.

Bauchmuskulatur

Die Hauptfunktionen der Bauchmuskulatur sind das Stabilisieren der Wirbelsäule sowie das Einrollen, Drehen und Seitwärtsbeugen des Rumpfes. Sie bildet das funktionelle Gegenstück zur unteren Rückenmuskulatur, deren Hauptaufgaben ebenfalls in der Stabilisierung der Wirbelsäule und im Aufrichten des Rumpfes aus einer gebeugten Haltung liegen.
Die Bauchmuskulatur setzt sich aus vier Muskelgruppen zusammen: dem geraden Bauchmuskel, dem äußeren schrägen Bauchmuskel, dem inneren schrägen Bauchmuskel und dem querverlaufenden Bauchmuskel. Der gerade Bauchmuskel sowie die äußeren schrägen Bauchmuskeln sind bei Menschen mit geringem Körperfettanteil sichtbar. Die inneren schrägen und die querverlaufenden Bauchmuskeln liegen tiefer und sind von außen nicht sichtbar, da sie von den oberflächlichen Muskeln überlagert werden.

Die Bauchmuskeln arbeiten bei nahezu allen Bewegungen zusammen und können daher nicht vollständig isoliert trainiert werden. Es ist jedoch möglich, im Training Schwerpunkte zu setzen. So aktiviert beispielsweise »K 3: Crunch« vorwiegend den geraden Bauchmuskel, während die übrigen Muskelgruppen unterstützend mitarbeiten.

• Der gerade Bauchmuskel

Die beiden Muskelstränge des geraden Bauchmuskels verlaufen vom Brustbein zum Schambein. Sie sind unterteilt in drei Muskelbäuche oberhalb des Bauchnabels und einen etwas größeren Muskelbauch unterhalb davon. Diese Muskelgruppe formt das bekannte »Sixpack«; bei sehr gut trainierten Personen kann sogar ein »Eightpack« sichtbar werden.

• Die inneren und äußeren schrägen Bauchmuskeln

Der äußere schräge Bauchmuskel verläuft von der Außenseite der unteren Rippen zum Becken, der innere schräge Bauchmuskel vom Becken zu den Innenseiten der unteren Rippen. Beide unterstützen den geraden Bauchmuskel beim Einrollen des Rumpfes, z. B. bei »K 3: Crunch«.
Bei einer Seitneigung des Rumpfes werden die inneren und äußeren schrägen Bauchmuskeln der gleichen Körperseite aktiviert. Bei einer Rumpfdrehung nach rechts, z. B. bei »K 19: Rumpfrotation am Boden«, arbeiten die äußeren schrägen Bauchmuskeln der linken und die inneren schrägen Bauchmuskeln der rechten Körperseite. Bei einer

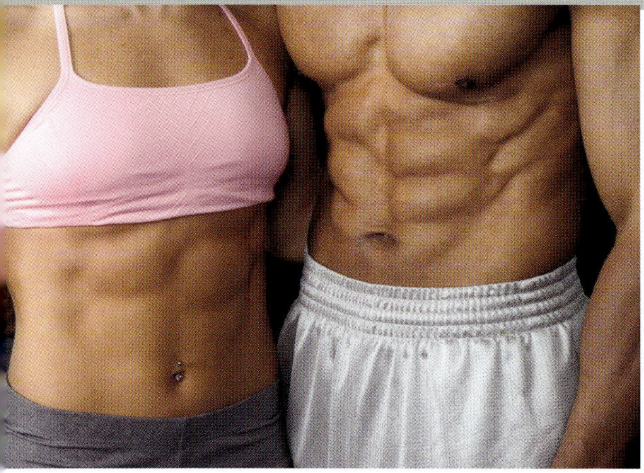

Die geraden und die äußeren schrägen Bauchmuskeln sind bei einem geringen Körperfettanteil sichtbar; die tieferliegenden Bauchmuskelgruppen bleiben hingegen verdeckt.

Drehung nach links verhält es sich entsprechend umgekehrt.

• Der quere Bauchmuskel

Der quere Bauchmuskel verläuft horizontal um den Bauch herum und bildet die tiefste Schicht der Bauchmuskulatur. Er ist von außen nicht sichtbar und lässt sich mit einem Bauchgürtel vergleichen, der die Taille stabilisiert. Durch seine tief stabilisierende Funktion trägt sein Training zu einer schmalen, stabilen Körpermitte bei. Besonders effektiv wird dieser Muskel durch statische Halteübungen aktiviert, wie »K 1: Unterarmstütz« und »K 17: Seitstütz«.

• Die untere Rückenmuskulatur

Am unteren Rücken sind optisch vor allem die Rückenstreckmuskeln erkennbar, die in zwei Strängen vom Becken entlang der Wirbelsäule verlaufen. Diese Muskulatur ist bei Aufrichtbewegungen und Rotationen des Rumpfes besonders gefordert. Entsprechend effektiv ist ihr Training durch kontrollierte Streck- und Rotationsbewegungen.
Darüber hinaus ist das Training der tieferliegenden, nicht sichtbaren Rückenmuskulatur von großer Bedeutung, da sie maßgeblich zur Stabilisierung der Wirbelsäule beiträgt. Diese Muskeln werden besonders effektiv durch Übungen auf beweglichem Untergrund, etwa auf dem Gymball, aktiviert. Regelmäßiges Training der unteren Rückenmuskulatur fördert eine gute Körperhaltung und beugt Rückenbeschwerden vor.

TIPP: Anspannen der queren Bauchmuskeln

Es ist wichtig, dass du lernst, die querverlaufende Bauchmuskulatur gezielt in Spannung zu bringen, da sie die Wirbelsäule stabilisiert und das Becken unterstützt. Sie schützt deinen Körper beim Krafttraining und bei Alltagsbewegungen wie dem Beugen und Drehen des Oberkörpers sowie beim Anheben und Tragen schwerer Gegenstände.
Ziehe den Bauchnabel sanft in Richtung Wirbelsäule und leicht nach oben, ohne die Luft anzuhalten. Atme dabei ruhig und gleichmäßig weiter.
Wenn du einen Gürtel trägst, kannst du dir die Aktivierung bewusst machen, indem du den Bauchnabel von der Gürtelschnalle leicht nach innen und ein wenig nach oben wegziehst.
Übe in den ersten Trainingswochen immer wieder, die quere Bauchmuskulatur zu aktivieren – beispielsweise während des Fernsehschauens, bei der Schreibtischarbeit oder im Stand vor dem Spiegel.

Trainingsgeräte im Überblick

Für das Rumpftraining musst du keine teuren Anschaffungen tätigen. Du kannst mit dem eigenen Körpergewicht wirkungsvoll trainieren. Dies kannst du auf dem Teppich machen oder auf einer Trainingsmatte durchführen.

In diesem Buch sind Übungen ergänzt, die mit Gymball, Fitnessband, Medizinball oder Zusatzgewichten (z. B. Hanteln und Fußgewichten) ausgeführt werden. Mit den vorgestellten Übungen trainierst du deinen Rumpf sehr effektiv. Für die Rollmassage eignet sich zudem eine Faszienrolle, und zum Aufwärmen sowie zum Austraining bietet sich ein Sprungseil an. Für das Einstellen der Trainingsintervalle kannst du eine App nutzen oder einen Intervall-Timer kaufen.

Für Fortgeschrittene ist auch das Beinanziehen im Hang sehr geeignet, wozu du eine Möglichkeit zum Hängen (z. B. eine Klimmzugstange) benötigst.

Die folgenden Geräte bieten sich für das Fitnesstraining zu Hause an und sind recht kostengünstig zu erwerben. Du kannst zudem Geräte verwenden, die du bereits besitzt. Überlege dir, was du wirklich brauchst – keinesfalls benötigst du alle Geräte. Das Fehlen von Equipment darf nicht als Ausrede dienen, um das Training ausfallen zu lassen.

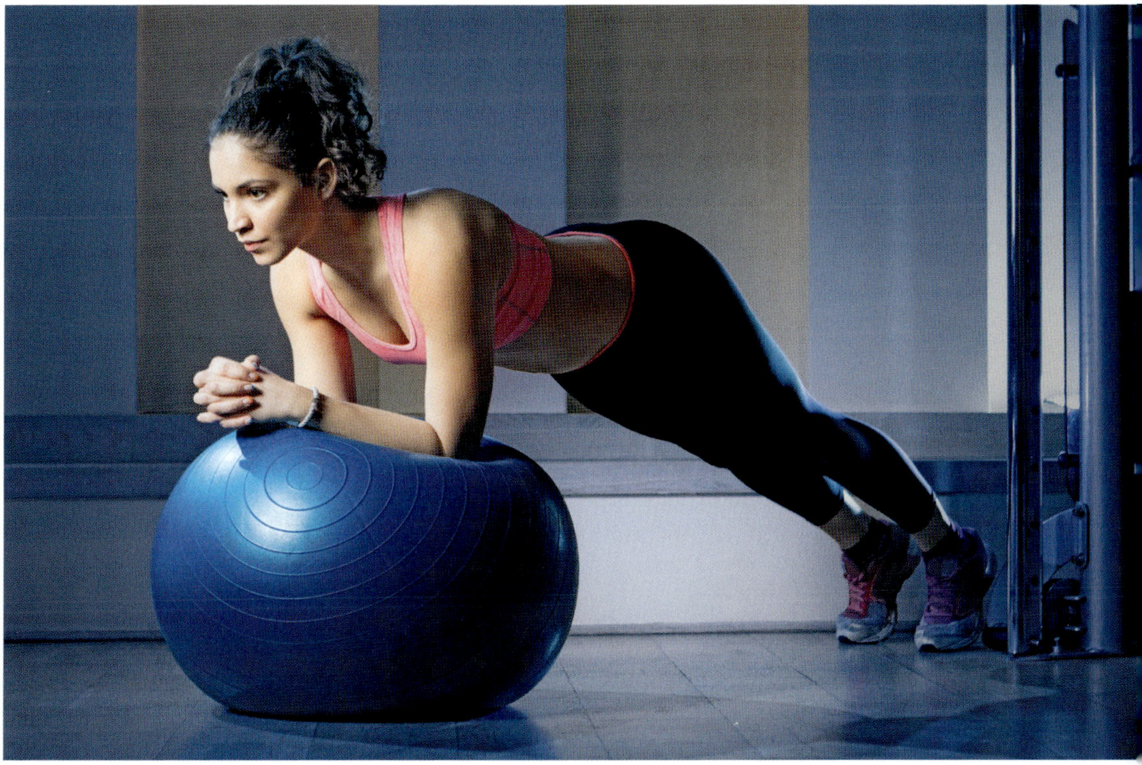

Das Training mit dem Gymball.

Faszienrolle

Mit einer Hartschaumrolle, auch bekannt als Faszienrolle, Foamroller oder Massagerolle, kannst du Muskelverspannungen lösen und die Regeneration unterstützen. Der Durchmesser sollte etwa 15 cm betragen und die Länge 30 cm, alternativ 45 cm. Im Handel wird eine gut verarbeitete Rolle (z. B. Blackroll®) für zirka 30 EUR angeboten. Wähle als Einsteiger keine harte Rolle. Wenn du keine Rolle verfügbar hast, kannst du ein Handtuch fest zusammenrollen und mit Tape fixieren. Zudem lassen sich Faszienkugeln, Lacrosse-Bälle, Tennisbälle und Golfbälle zum Behandeln von schmerzenden Körperstellen und Triggerpunkten nutzen.

Fitnessband

Ein Fitnessband ist ein elastisches Band, das als Widerstand eingesetzt wird. Das Band kannst du überall mitführen und ermöglicht es dir, dass du auch auf Reisen die Übungen ausführen kannst. Du hast eine Vielzahl von Fitnessbändern zur Auswahl, mit unterschiedlichen Farben, Größen, Formen, Widerständen bzw. Stärkegraden und Herstellungsmaterialien wie Gummi, Kautschuk und Textilien. Die Bandbezeichnungen sind bei den Herstellern jedoch nicht einheitlich. Ein TheraBand® kostet zirka 7–15 EUR. Der Preis eines Loop-Bands (Schlaufenband) ist von Härte und Hersteller abhängig. Erwirb nur Bänder von renommierten Herstellern.

Fußgewichte

Die Fußgewichte kannst du bei Übungen zur Intensivierung einsetzen, bei denen die Beine angezogen oder angehoben werden. Die Fußgewichte gibt es in unterschiedlichen Gewichtsstufen. Beginne mit leichten Gewichten, da die Belastung für die Hüft- und Kniegelenke schnell zunimmt. Die einfachsten Modelle werden ab zirka 7 EUR verkauft.

Gymball

Den Gymball, auch als Physio-Ball, Pezziball, Fitnessball oder Stability-Ball bezeichnet, kannst du als instabilen Untergrund nutzen, indem du Rumpf, Gesäß, Hände oder Füße darauf platzierst. Der Körper muss die Übungsbewegung auf dem Ball ausbalancieren, wodurch die stützende Muskulatur und die Core-Muskulatur gekräftigt werden. Zudem wird das Muskelzusammenspiel gefördert. Für Übungen, bei denen du die Füße darauf platzierst, kannst du einen kleineren Ball (z. B. 55 cm) wählen. Ein Gymball ist für zirka 15–25 EUR erhältlich.

Intervall-Timer

Das Training mit Zeitintervallen erfordert einen Timer. Du kannst einen Online-Timer nutzen, von denen zahlreiche im Internet kostenlos angeboten werden. Ein solcher Timer lässt sich leicht finden, indem du in eine Suchmaschine «Online Intervall Timer« oder «Online Tabata Clock» eingibst. Du kannst auch eine kostenfreie App mit Timer-Funktion auf dein Handy laden. Alternativ kannst du einen Timer kaufen, der in guter Qualität ab zirka 20 EUR angeboten wird.

Klimmzugstange

Für das Training der Bauchmuskulatur mit »K 14: Knieheben im Hang« kannst du eine Klimmzugstange nutzen. Ein einfaches Modell lässt sich in den Türrahmen drehen und kostet 20–40 EUR. Ein anderes Modell wird auf den Türrahmen eingehängt und lässt sich leicht wieder abhängen; dieses Gerät ist in guter Qualität ab 40 EUR erhältlich. Eine Vorrichtung mit fester Wand- oder Deckenbefestigung kostet ab 30 EUR, hochwertige Modelle mit unterschiedlichen Griffmöglichkeiten kosten erheblich mehr.

Kurzhanteln

Du kannst Hanteln bei den Rumpfübungen als Zusatzgewichte nutzen. Die einfachsten Modelle aus Plastik werden in den Gewichtsstufen 1–3 kg ab zirka 5 EUR angeboten. Wenn du deinen gesamten Körper zu Hause kräftigen möchtest, kannst du schwere Hanteln erwerben; Modelle mit Sternverschluss eignen sich besonders gut.

Medizinball

Den Medizinball kannst du bei zahlreichen Übungen zur Intensivierung in den Händen halten. Er eignet sich auch als instabiler Untergrund sowie zum Werfen und Stoßen. Es sind mittlerweile viele Bälle verfügbar, die unterschiedliche Trainingsaspekte hervorheben. Für das Training zu Hause eignen sich Gummibälle, je nach Verarbeitung und Gewicht ab 20 EUR erhältlich. Hochwertige Lederbälle sind ebenfalls verfügbar, aber deutlich teurer.

Sprungseil

Zum Aufwärmen und für das Ausdauertraining eignet sich ein Sprungseil. Die einfachsten Modelle sind bereits ab 10 EUR erhältlich. Es gibt auch elektronische Modelle, die jeden ausgeführten Sprung mitzählen und erheblich teurer sind.

Trainingsmatte

Eine Trainingsmatte (z. B. Yogamatte) kannst du für Übungen in Bodenlage einsetzen. Alternativ kannst du die Übungen auf einem Teppich oder einem großen Handtuch ausführen. Wähle eine Matte aus rutschfestem Material, damit du beim Üben auf glattem Boden sicher bist. Eine qualitativ gute Trainingsmatte bekommst du für 25–100 EUR.

INFO: Wie dir das Buch hilft

Dieses Buch vermittelt dir ein wirkungsvolles Trainingskonzept, mit dem du deinen Core gezielt kräftigst und nachhaltig stärkst. Die Übungen und Workouts sind so aufgebaut, dass du sie dauerhaft in deinen Alltag integrieren kannst.

- **Teil 1: Der Einstieg:** Du erhältst einen Überblick über die zentralen Grundlagen des Trainings, darunter Körperstellung, Muskelkunde und sinnvolle Trainingsgeräte.
- **Teil 2: Fit durch Training:** Du lernst die wichtigsten Fitnesskomponenten des Programms kennen: Kraft, Mobility und Beweglichkeit. Ergänzend erhältst du praxisnahe Hinweise zur Reduktion von Körperfett sowie zur aktiven Regeneration.
- **Teil 3: Die Workouts:** Du findest strukturierte Workouts, die du direkt umsetzen und langfristig in deinen Trainingsalltag integrieren kannst.
- **Teil 4: Die Übungen:** Hier erwarten dich zahlreiche Fitnessübungen mit Varianten zur Vereinfachung und Intensivierung. Wähle stets eine Ausführung, die du technisch sauber beherrschst. Gelingt dir eine Übung noch nicht, greife auf eine leichtere Variante für denselben Muskelbereich zurück.

TEIL 2:

Die Bausteine deiner Fitness

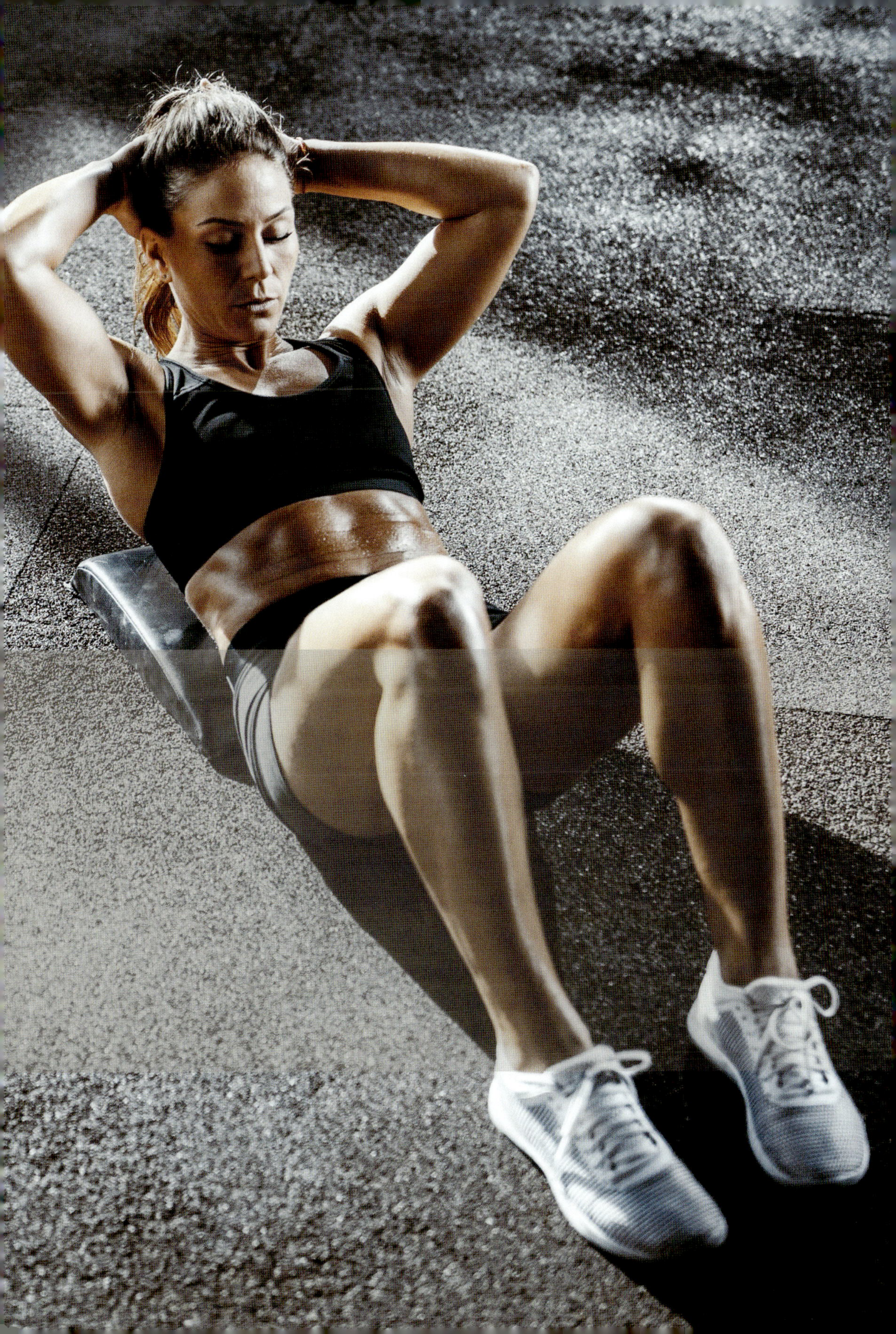

Grundlagen

Damit die Körpermitte optimal leistungsfähig und beschwerdefrei bleibt, muss sie nicht nur kräftig, sondern auch elastisch und beweglich sein. Nutze daher alle Möglichkeiten, um die Leistungsfähigkeit deiner Körpermitte zu fördern.

Das **Krafttraining** für die Körpermitte soll funktionell, gelenkschonend und ausgewogen in alle Bewegungsrichtungen gestaltet sein. Vom Stemmen oder Reißen hoher Gewichte unter Fehlstellungen oder Ausweichbewegungen ist abzusehen.

Mit **Mobility-Übungen** stellst du sicher, dass die Wirbelsäule ihre Fähigkeit bewahrt, alle Beuge-, Streck- und Drehbewegungen auszuführen. Solche Übungen sind besonders notwendig, wenn du häufig und über längere Zeit einseitige Tätigkeiten ausübst.

Dehnübungen gehören zu jedem Fitness-Workout – unabhängig davon, in welcher Trainingsphase du sie einsetzt. Mit ihnen schulst du deine Körperwahrnehmung und verbesserst zugleich deine Fähigkeit zur Entspannung.

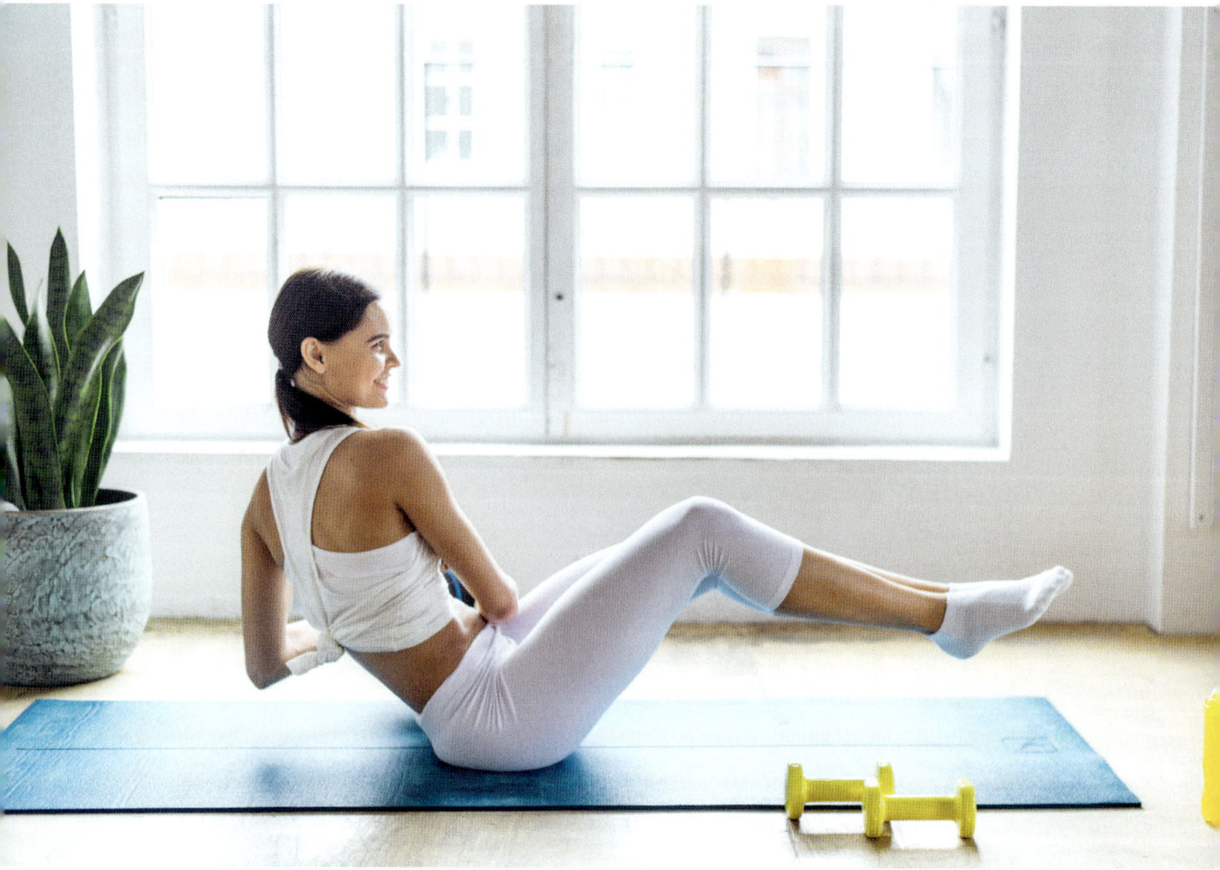

Die Übung »K 19: Rumpfrotation am Boden« aktiviert den ganzen Rumpf.

Eine **Rollmassage** löst Verspannungen und fördert die Regeneration. Nach einigen Wochen regelmäßiger Anwendung verbessert sich die Elastizität des Bindegewebes spürbar, und viele belastungsbedingte Beschwerden können abnehmen.
Es ist wichtig, das richtige Maß zwischen Anspannung und Entspannung zu finden. Kein Mensch kann dauerhaft Leistung erbringen – weder im Alltag noch im Berufsleben oder im Sport. Wenn du dir zu wenig Erholungszeit gönnst, wird sich deine Leistungsfähigkeit verringern. Eine anregende Freizeitgestaltung kann hier ein guter Ausgleich sein. Fällt es dir generell schwer, von Belastungen abzuschalten, kannst du dies gezielt mit **Entspannungstechniken** trainieren.

TIPP: Beinhochlegen zur Entspannung und bei Rückenschmerzen

Du kannst dich daheim entspannen, indem du die Beine für einige Minuten hochlegst. Lege sie auf ein Sofa, einen Stuhl oder einen Getränkekasten und polstere die Kanten mit einer Decke ab, damit kein unangenehmer Druck entsteht. Nach langem Stehen ist dies eine wohltuende Ausgleichsübung, die schmerzende oder geschwollene Beine entlastet. Du kannst dabei entspannende Musik hören oder eine Atemübung durchführen.
Auch bei Rückenschmerzen oder einem »Hexenschuss« ist das Beinhochlegen eine erste Maßnahme zur Schmerzlinderung. Lege die Beine gebeugt ab – das nennt man Stufenlagerung. Wichtig ist, dass die Position angenehm ist und du entspannen kannst. Bleibe etwa 30 Minuten in dieser Haltung. Danach rollst du dich über die Seitenlage vorsichtig in den Vierfüßlerstand und drückst dich langsam in den Stand.

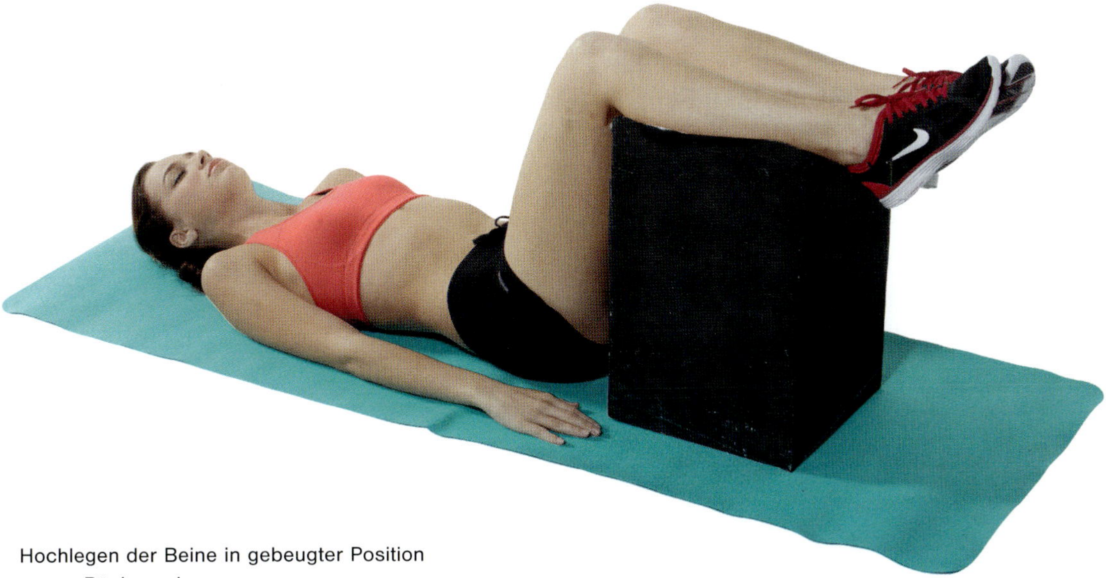

Hochlegen der Beine in gebeugter Position gegen Rückenschmerzen.

Krafttraining

Krafttraining verbessert Gesundheit, Haltung und Wohlbefinden. Entscheidend dafür sind regelmäßiges Üben, eine ausgewogene Beanspruchung der Muskulatur und eine moderate, kontinuierliche Steigerung der Trainingsreize.
In diesem Buch findest du funktionelle Übungen für die Rumpfmuskulatur, die du problemlos zu Hause durchführen kannst. Mit den zahlreichen Varianten kannst du das Training an dein persönliches Leistungsniveau anpassen.
Der wichtigste Grundsatz beim Krafttraining lautet: Trainiere sicher und verletzungsfrei. Eine zu hohe Intensität oder fehlerhafte Technik belastet den Bewegungsapparat unnötig. Nutze daher die in diesem Buch vorgestellten Methoden und führe jede Übung kontrolliert aus – für ein effektives, erfolgreiches und langfristig gesundes Training.

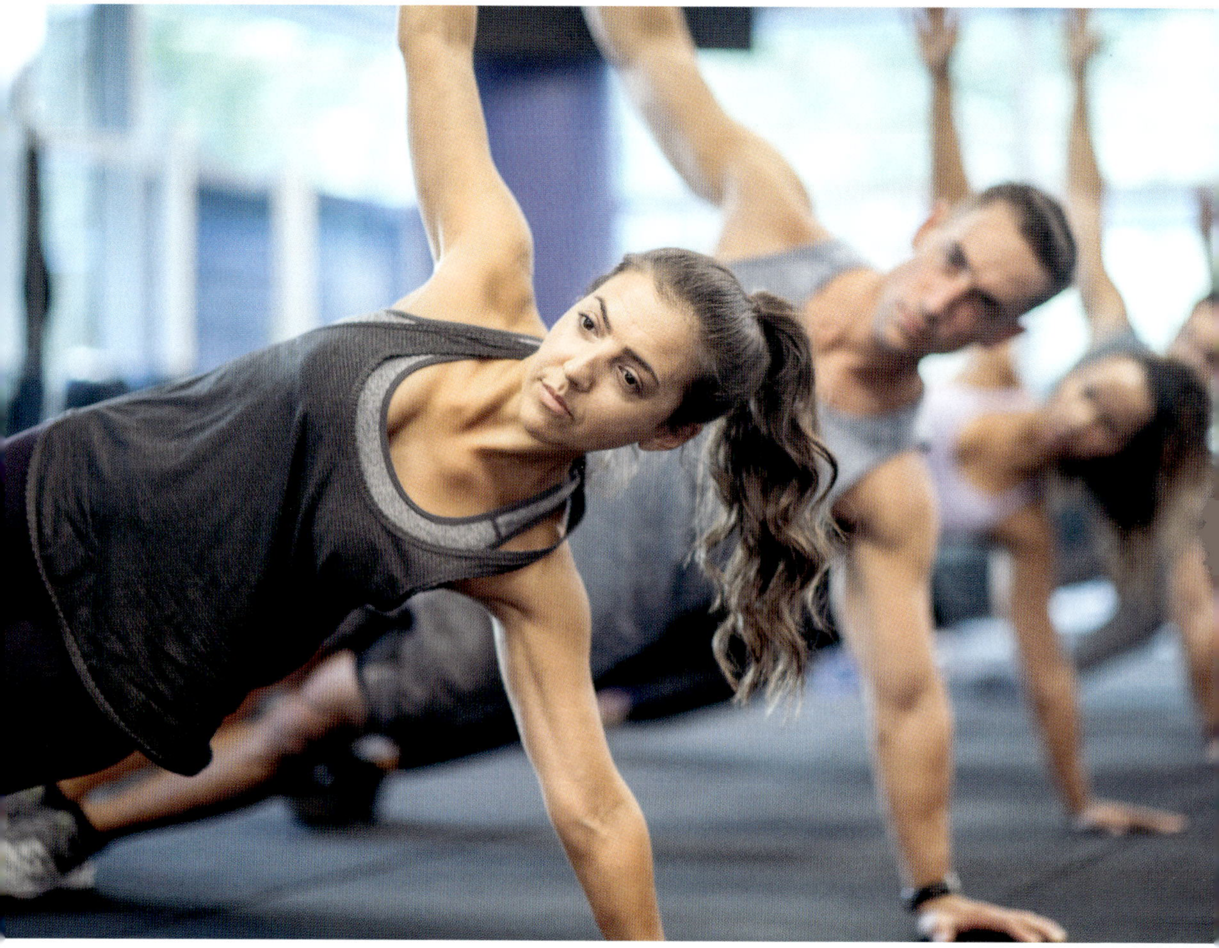

Nutze die folgenden Prinzipien für erfolgreiches Krafttraining.

PRINZIP 1:
Trainiere den Körper ausgeglichen

Achte bei der Zusammenstellung deines Trainingsprogramms darauf, den Körper ausgewogen zu kräftigen. So entwickelst du dein Kraftpotenzial optimal und schützt dich bestmöglich vor Verschleiß und Verletzungen. Trainiere eine Bewegung immer gemeinsam mit ihrer Gegenbewegung, damit keine muskulären Dysbalancen entstehen.
Viele Fitnesssportler trainieren sehr einseitig, d.h. sie konzentrieren sich beispielsweise fast ausschließlich auf Crunch-Bewegungen. Wichtig ist jedoch, auch die seitliche und hintere Rumpfmuskulatur ausreichend zu kräftigen.
Obwohl sich dieses Buch auf den Rumpf fokussiert, gehört langfristig auch ein ausgewogenes Training von Oberkörper und Beinen zu einem ganzheitlichen Fitnessprogramm.

PRINZIP 2:
Wähle den passenden Schwierigkeitsgrad

Wähle Übungen und Intensität so, dass sie deinem aktuellen Leistungsstand entsprechen. Grundlegend ist, jede Übung technisch korrekt auszuführen. Ausweichbewegungen und Fehlstellungen gilt es zu vermeiden, denn sie machen dich nicht stärker, sondern erhöhen das Risiko für Verletzungen und vorzeitigen Verschleiß.
Bist du Einsteiger im Krafttraining, solltest du zunächst mit geringen Belastungen beginnen. Wähle die Intensität eher zu niedrig als zu hoch, da sich dein Körper erst an die neuen Anforderungen gewöhnen muss. Beachte zudem, dass sich Muskeln schneller anpassen als Sehnen und Bänder – eine zu rasche Steigerung kann das Verletzungsrisiko erhöhen.
Zu jeder Übung findest du Varianten zur Vereinfachung oder Steigerung, sodass du stets mit dem für dich passenden Schwierigkeitsgrad trainieren kannst. Wähle die Variante und Intensität immer so, dass du die Bewegung technisch einwandfrei ausführen kannst.
Schaffst du eine Übung länger als die vorgesehene Satzdauer oder häufiger als die geplante Wiederholungszahl, kannst du die Belastung steigern, zum Beispiel durch eine anspruchsvollere Variante, ein stärkeres Band oder höheres Zusatzgewicht. Achte jedoch darauf, die Intensität nur so weit zu erhöhen, dass du die Übung noch mindestens 30 Sekunden bzw. etwa acht Wiederholungen sauber und kontrolliert ausführen kannst.

PRINZIP 3:
Intensiviere die Trainingseinheiten

Ziel des Krafttrainings ist es, deine körperliche Leistungsfähigkeit zu steigern. Dafür muss dein Körper gefordert werden – wie bei jeder anderen Sportart auch. Während einer intensiven Trainingseinheit ermüdet die Muskulatur, und die Leistungsfähigkeit sinkt zunächst ab. In der anschließenden Regenerationsphase beginnt der Körper, sich an die Belastung anzupassen.
Trainierst du mit einer höheren Intensität als zuvor, setzt du einen sogenannten überschwelligen Reiz. Dieser signalisiert dem Organismus, seine Leistungsfähigkeit in der Regenerationszeit über das bisherige Niveau

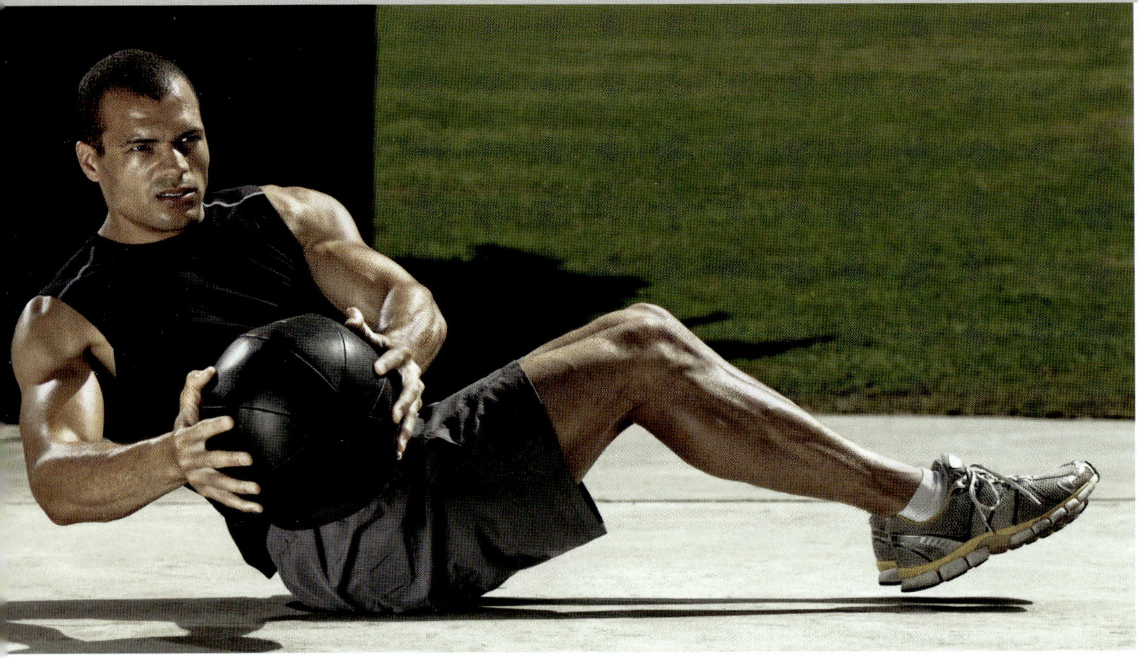

Trainiere kurz und intensiv.

hinaus anzuheben. Daher sollte dein Ziel sein, die Trainingsanforderungen schrittweise zu steigern.
Beachte jedoch, dass dein Körper das erhöhte Leistungsniveau nur für eine begrenzte Zeit aufrechterhält. Wird es nicht genutzt, fällt die Leistungsfähigkeit wieder ab. Zudem werden Fortschritte mit zunehmendem Trainingszustand geringer. Spätestens alle zwölf Wochen solltest du deshalb Veränderungen in dein Training einbauen, um neue Reize zu setzen und deinen Fortschritt weiterzuführen.

PRINZIP 4: Intensiviere die Übungsbelastungen

Die einfachste Möglichkeit, die Belastung in einem Übungssatz zu steigern, besteht darin, die Satzdauer zu verlängern oder mehr Wiederholungen auszuführen. Wenn du regelmäßig trainierst, wirst du feststellen, dass du schon bald einige Sekunden länger durchhältst oder eine zusätzliche Wiederholung schaffst – vorausgesetzt, du regenerierst ausreichend und ernährst dich gut.
Erreichst du die Obergrenze der vorgesehenen Satzleistung, solltest du eine andere Intensivierungsoption nutzen. Du kannst beispielsweise auch die Pausen zwischen Übungen und Sätzen verkürzen oder zusätzliche Sätze ergänzen.
Auch eine Veränderung der Körperposition beeinflusst die Intensität: Wenn du die abstützenden Kontaktpunkte veränderst oder sogar ein Körperteil, etwa eine Hand oder einen Fuß, anhebst, steigt die Belastung deutlich.
Eine weitere effektive Intensivierung ist die Kombination aus dynamischer und statischer Ausführung. Bleibe für einige Sekunden in ausgewählten Positionen, besonders in der Endposition mit maximaler Muskelspannung. Alternativ kannst du Teilbewegungen in der

Endposition durchführen: Bewege dich in die Endposition und führe dort kleine, langsame Bewegungen nach oben und unten aus. Achte dabei stets auf eine gleichmäßige Atmung. Fortgeschrittene können zusätzlich instabile Untergründe wie einen Gymball oder ein Kissen nutzen, um die Muskelaktivität weiter zu erhöhen.
Erhöhe die Belastung immer nur so weit, dass du die Übung technisch korrekt und im vorgesehenen Zeit- oder Wiederholungsbereich ausführen kannst.

PRINZIP 5:
Trainiere regelmäßig

Regelmäßiges Krafttraining ist entscheidend, um deine Leistungsfähigkeit kontinuierlich zu steigern. Seltene, dafür sehr intensive Einheiten sind dagegen wenig sinnvoll: Sie führen meist zu geringen Fortschritten, belasten den Bewegungsapparat aber unverhältnismäßig stark.
Als Orientierung gilt: Kräftige jede wichtige Bewegungsrichtung bzw. Muskelgruppe 2–3-mal pro Woche. Die optimale Trainingshäufigkeit hängt jedoch von der Intensität deiner Einheiten und deinem aktuellen Leistungsstand ab. Je besser dein Trainingszustand ist, desto gezielter und individueller muss dein Trainingsplan gestaltet sein, um weiterhin Fortschritte zu erzielen.
Um dein Leistungsniveau zu erhalten, solltest du mindestens einmal pro Woche ein Krafttraining für alle relevanten Muskelgruppen durchführen. Längere Pausen führen dazu, dass dein Körper die aufgebaute Leistungsfähigkeit nach und nach wieder abbaut. Bei Verletzungen musst du die betroffene Körperpartie schonen, kannst jedoch andere Bereiche weiterhin trainieren. Bei einer Krankheit hingegen solltest du vollständig auf das Training verzichten, um den Heilungsprozess nicht zu behindern.

PRINZIP 6:
Trainiere kurz und intensiv

In den letzten Jahren hat sich gezeigt, dass kurze, intensive Trainingseinheiten besonders effektiv sind. Für den Hauptteil eines Workouts wird häufig eine Dauer von 30–60 Minuten empfohlen – zusätzlich zu einer Aufwärm- und Abwärmphase. Die in diesem Buch vorgestellten Workouts ermöglichen bereits mit etwa 20 Minuten Training sehr gute Ergebnisse für die Rumpfmuskulatur.
Ein Training wird durch Übungen, Sätze und Wiederholungen bzw. Zeitintervalle strukturiert. Ein Satz beschreibt die ununterbrochene Ausführung einer Übung. Wie viele Sätze sinnvoll sind, hängt von der Gesamtzahl der Übungen, deiner Trainingsplanung und deinem Leistungsniveau ab.
Für das Krafttraining in diesem Buch eignet sich besonders das Zirkeltraining, da du die Positionen schnell verändern kannst. Dabei führst du jeweils einen Satz pro Übung aus und wechselst direkt zur nächsten. Nach dem letzten Übungssatz folgt eine Pause, bevor du den gesamten Zirkel erneut startest. Ein Zirkel besteht üblicherweise aus 4–10 Übungen und 2–3 Durchgängen, abhängig von Trainingsziel und Intensität.
Wenn du mit einem Intervall-Timer trainierst, kannst du die Belastungszeit pro Satz frei wählen. Je nach Trainingsmethode (Muskelaufbau oder Kraftausdauer) liegt die Satzdauer meist zwischen 30 und 120 Sekunden. Zwischen den Übungen empfehlen sich 15–20 Sekunden Pause, zwischen zwei kompletten Zirkeln 2–3 Minuten.

Du kannst auch mit festen Wiederholungszahlen arbeiten. Für den Muskelaufbau eignen sich 8–12 Wiederholungen pro Satz, für die Kraftausdauer 15–20 (20–30) Wiederholungen.
Alternativ kannst du deine Trainingseinheiten so strukturieren, dass du zuerst eine Bewegungsrichtung (bzw. Muskelgruppe) kräftigst und dann ihren Gegenspieler. Du wechselst zwischen diesen beiden Übungen, bis alle Sätze erledigt sind, und gehst erst dann zum nächsten Übungspaar über.
Eine weitere Möglichkeit besteht darin, zuerst alle Sätze einer Übung nacheinander auszuführen, bevor du zur nächsten Übung wechselst. Dafür benötigst du allerdings 1–3 Minuten Pause zwischen den Sätzen, wodurch sich die Gesamtzeit des Workouts erheblich verlängert.

PRINZIP 7: Regeneriere angemessen

Nach einer Trainingseinheit benötigt die aktivierte Muskulatur eine Pause, um sich zu erholen und ein größeres Leistungsvermögen zu entwickeln. Dabei gilt, dass du weder zu kurz noch zu lange pausieren sollst. Denn wenn du zu lange vom Training pausierst, baut dein Körper sein Leistungsvermögen wieder ab. Pausierst du hingegen zu kurz, kann sich dein Körper nicht erholen und ein erhöhtes Leistungsvermögen entwickeln – es kann sich sogar ein Zustand von Übertraining einstellen.
Berücksichtige bei deiner Wochenplanung immer die Gesamtbelastung deines Körpers: Zusätzliche Krafteinheiten, intensives Ausdauertraining, andere Sportarten und auch körperlich anstrengende Arbeit erhöhen den Regenerationsbedarf.
Als Orientierung gilt: Zwischen zwei Krafteinheiten derselben Bewegungsrichtung bzw. Muskelgruppe solltest du 1–3 Tage Pause einplanen. Die optimale Erholungsdauer hängt von Trainingsintensität, Methode, Leistungsstand und deinen Regenerationsmaßnahmen ab. Für den Rumpf genügen 1–2 Tage, außer du trainierst sehr intensiv, etwa mit hohen Zusatzgewichten.
Achte auf dein Körpergefühl: Fühlst du dich kräftig und leistungsbereit, kannst du trainieren. Fühlst du dich müde, verspannt oder erschöpft, trainiere andere Körperbereiche oder gönne dir eine Pause.
Du kannst die Regeneration unterstützen, indem du auf genügend Schlaf- und Erholungsphasen achtest. Zudem kannst du die Regenerationsphase durch eine Massage mit der Faszienrolle und einen Saunabesuch etwas verkürzen.
Auch die Ernährung ist wichtig: Achte dabei besonders auf eine gute Eiweißversorgung und kombiniere eiweißreiche Lebensmittel mit viel Gemüse, Salat und etwas Obst. Eine ausgewogene, überwiegend basenreiche Ernährung kann dazu beitragen, Stoffwechselbelastungen auszugleichen und dein Wohlbefinden zu fördern.

PRINZIP 8: Achte auf korrekte Körperhaltung

Eine korrekte Körperposition ist bei allen Übungen entscheidend. Sie ermöglicht effiziente Bewegungen und sorgt dafür, dass Kraft und Energie optimal übertragen werden. Liegen hingegen Fehlhaltungen wie eine Schiefstellung vor, können Bewegungen nicht sauber ausgeführt werden; die Leistungsfähigkeit sinkt und das Risiko für Ver-

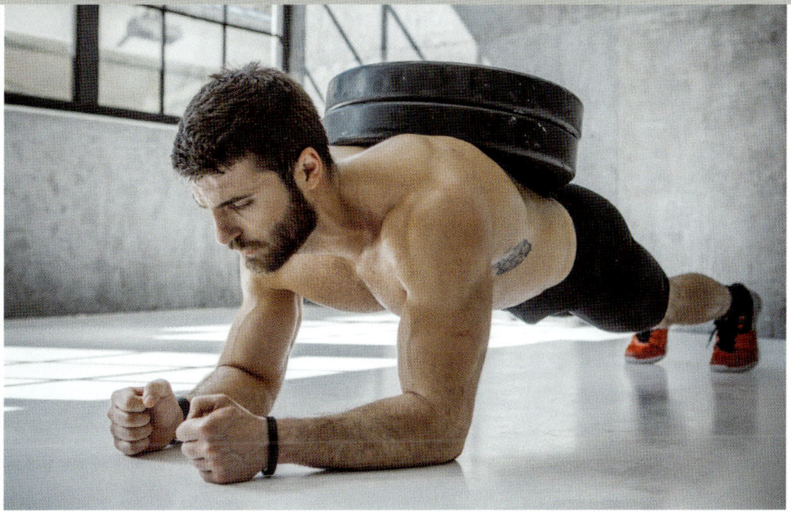

Achte auf deine Körperspannung.

spannungen, Verletzungen und langfristige Gelenkabnutzung steigt.
Achte deshalb besonders auf deine Körpermitte – sie ist das Zentrum deiner Kraftübertragung. Sind Rumpf, Becken und Schultern stabil ausgerichtet, kann dein Körper Bewegungen sicher und leistungsstark ausführen. Nimm vor jeder Übung zunächst eine stabile Ausgangsposition ein. Aktiviere die querverlaufende Bauchmuskulatur, indem du den Bauchnabel leicht nach innen und oben ziehst – ohne die Luft anzuhalten. Halte die Hüften gerade und spanne die Gesäßmuskulatur an. Richte die Schultern aus, ziehe sie leicht nach hinten und lasse sie dann nach unten sinken. Der Kopf bleibt mittig und aufrecht, das Kinn leicht zur Brust geneigt.

• Atmen beim Krafttraining

Die richtige Atmung hängt von Trainingsziel und Methode ab. Grundsätzlich gilt:

- Bei nachgebenden Bewegungen einatmen, bei der Anstrengungsphase ausatmen. Beispiel:
  – Beim Absenken in den Crunch einatmen, beim Aufrichten ausatmen.
  – Bei Druckbewegungen (z. B. Liegestütz, Kniebeuge) beim Absenken einatmen und in der Streckphase ausatmen.
  – Bei Zugbewegungen (z. B. Klimmzug) beim Strecken einatmen und beim Heranziehen ausatmen.
- Bei sehr langsamer oder statischer Ausführung gleichmäßig weiteratmen.
- Wenn du über mehrere Sekunden in einer Position hältst, atmest du ruhig und gleichmäßig ein und aus. In den Übungsbeschreibungen wird das Halten meist als »kurz« angegeben – gemeint sind ein bis zwei Sekunden, was kein zusätzliches Ein- und Ausatmen erfordert.
- Bei explosiver Übungsdurchführung atmest du ein, während du dich in die Ausgangsposition begibst, und atmest während der explosiven Phase aus.
- Bei explosiven Übungen mit vielen Wiederholungen (Kraftausdauer) kannst du wie oben beschrieben atmen. Alternativ kannst du durchgehend gleichmäßig atmen – das kann helfen, den Puls zu stabilisieren und die Leistung länger aufrechtzuerhalten.

Mobility-Training

Im Berufsleben und Alltag befinden wir uns oft über längere Zeit in unnatürlichen Haltungen (z. B. am Schreibtisch, im Auto oder vor dem Fernseher). Ebenso wie intensive körperliche Belastung führt dies dazu, dass der Körper verspannt. Die daraus entstehenden Schmerzen können zu Ausweichbewegungen und einem eingeschränkten Bewegungsradius führen. Die passenden Mobility-Übungen helfen, Schmerzen zu reduzieren und den gewünschten Bewegungsumfang wiederherzustellen.

Wir machen Mobility-Übungen, um den vollständigen Bewegungsrahmen unserer Gelenke einnehmen zu können und die Kontrolle der Gelenke durch Muskelkraft sicherzustellen. Die Bewegungen werden kontrolliert ausgeführt und mehrfach wiederholt. Dadurch verbessert sich das Zusammenspiel der Muskulatur, und Bewegungen können harmonischer ablaufen.

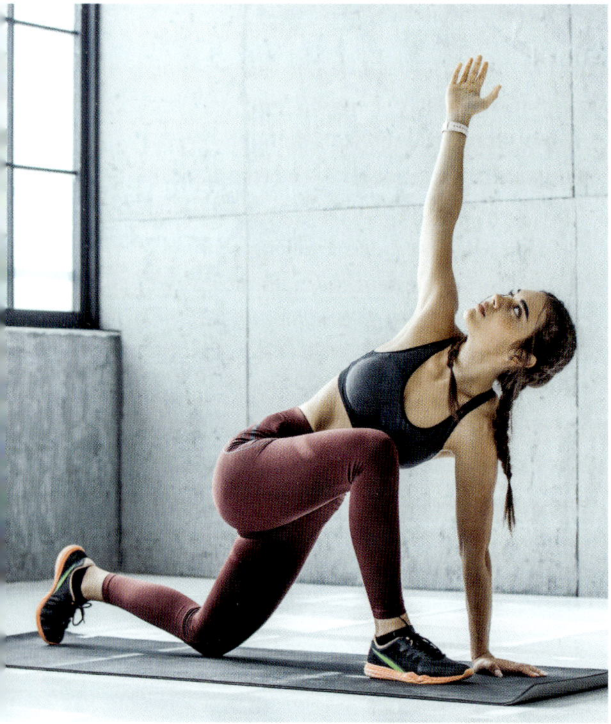

Übe schmerzfrei und erweitere bei den Wiederholungen die Rotation des Oberkörpers.

Mobility-Übungen verbessern deine Beweglichkeit oft unmittelbar. Wenn du beispielsweise den Nacken mobilisierst, wird dieser Bereich besser durchblutet – daher eignen sich diese Übungen gut für das Aufwärmen. Für langfristige Verbesserungen der Beweglichkeit ist jedoch regelmäßiges Training notwendig.

Beim Mobilisieren des Rumpfes übst du, die Wirbelsäule in alle Richtungen kontrolliert zu bewegen. Häufige einseitige Haltungen, etwa langes Sitzen, führen zu Schonhaltungen. Eine plötzliche, ungewohnte Bewegung kann dann zu einer Verletzung wie dem »Hexenschuss« führen. Regelmäßiges Mobility-Training reduziert dieses Risiko.

Einzelne Mobilisationsübungen kannst du immer wieder zwischendurch ausführen, etwa in einer Arbeitspause. Auch vor oder nach dem Krafttraining kannst du eine oder mehrere Übungen integrieren. Wenn deine Rückenmuskulatur stark verspannt ist und sich »Stiche« einstellen, können kontrollierte Mobilisierungsbewegungen helfen und ermöglichen es dir, dein Fitnesstraining beschwerdefrei auszuführen.

Wähle Übungen, die deinem Leistungsvermögen entsprechen und die du kontrolliert ausführen kannst. Für alle Bewegungen gilt: Die Ausführung muss korrekt und schmerzfrei sein.

Gestaltung eines Mobility-Programms

Beim Mobility-Training ist zu unterscheiden, wann du es durchführst: in der Aufwärmphase, in der Abwärmphase oder als eigenständige Trainingseinheit.

- **Mobility in der Aufwärmphase:** Es soll Muskeln, Gelenke, Sehnen und Bänder auf den Hauptteil der Trainingseinheit vorbereiten. Dazu kannst du eine allgemeine Aufwärmübung und/oder gezielte Mobility-Übungen einsetzen. Die Mobilisation erfolgt kurz und aktiv. Wähle Bewegungen, die sowohl zu den späteren Sportanforderungen passen als auch deine individuellen Schwachstellen berücksichtigen.
- **Mobility in der Abwärmphase:** Für das Abwärmen werden häufig statische Dehnübungen empfohlen. Du kannst alternativ leichte Mobility-Übungen nutzen. Entscheide dich für das Vorgehen, das sich für dich angenehm anfühlt.
- **Mobility als Haupttrainingseinheit:** Wenn du deine allgemeine Beweglichkeit verbessern möchtest, kannst du eine eigenständige Mobility-Einheit einplanen. Das Programm sollte sowohl wichtige allgemeine Körperbereiche als auch individuelle Schwachstellen berücksichtigen. In Bereichen, in denen du schnell beweglicher werden möchtest, kannst du erst mobilisieren und anschließend gezielt dehnen.

Prinzipien

Beachte folgende Prinzipien, damit sich die gewünschten Trainingseffekte einstellen.

- Nimm eine stabile Ausgangsposition ein, spanne die Bauch- und Gesäßmuskulatur an und achte auf deine Schulterposition. Prüfe während der Übung die Körperhaltung und spanne deine Muskulatur nach.
- Führe die Bewegungen kontrolliert aus, eher langsam als schnell. Aus der Ausgangsposition bewegst du dich in die Endposition und wieder zurück. Du musst immer die Bewegungskontrolle bewahren, auch bei anspruchsvollen Übungen.
- Wähle eine Übung und den Bewegungsumfang so, dass dir die Bewegung technisch korrekt gelingt. Wähle die Übung und den Bewegungsumfang so, dass du sie technisch korrekt ausführen kannst. Vermeide Ausweichbewegungen oder Fehlstellungen. Die Bewegung kann anstrengend sein, darf dich aber nicht überfordern. Sobald du Fehlstellungen bemerkst oder Schmerzen auftreten, brich die Übung ab. Analysiere die Ursache und passe die Übung an. Treten die Schmerzen erneut auf, wähle eine andere Übung. Bewegungen sollen nicht mit Schmerz abgespeichert werden, da der Körper sonst Schutzhaltungen entwickelt.
- Trainiere konzentriert, um Bewegungsabläufe zu verbessern und den optimalen Bewegungsumfang zu nutzen. Achte auf Bewegungsqualität und Körpergefühl. Nimm wahr, welche Übungen dir guttun und welche nicht. Je konzentrierter du trainierst, desto größer sind die Erfolge.
- Bei fortlaufenden Bewegungen wie »Ellbogen-Kreise« atmest du gleichmäßig ein und aus.

Bei aufrichtenden und positionserweiternden Übungen wie »M 3: Rücklehnen auf der Rolle« gilt: Atme ein, wenn du die zusammengezogene Position einnimmst, und atme aus während der Öffnungsphase.

Dehnen

Das regelmäßige Ausführen von Dehnübungen ist wichtig, um beweglich zu sein und langfristig zu bleiben. Dehnübungen verbessern zudem die Körperhaltung und fördern die Entspannung. Deshalb gehören Dehnübungen zum Workout – gleich, in welcher Trainingsphase du sie einsetzt. Weiterführende Informationen und Übungen findest du im Buch *Richtig Dehnen & Stretchen* (2025).

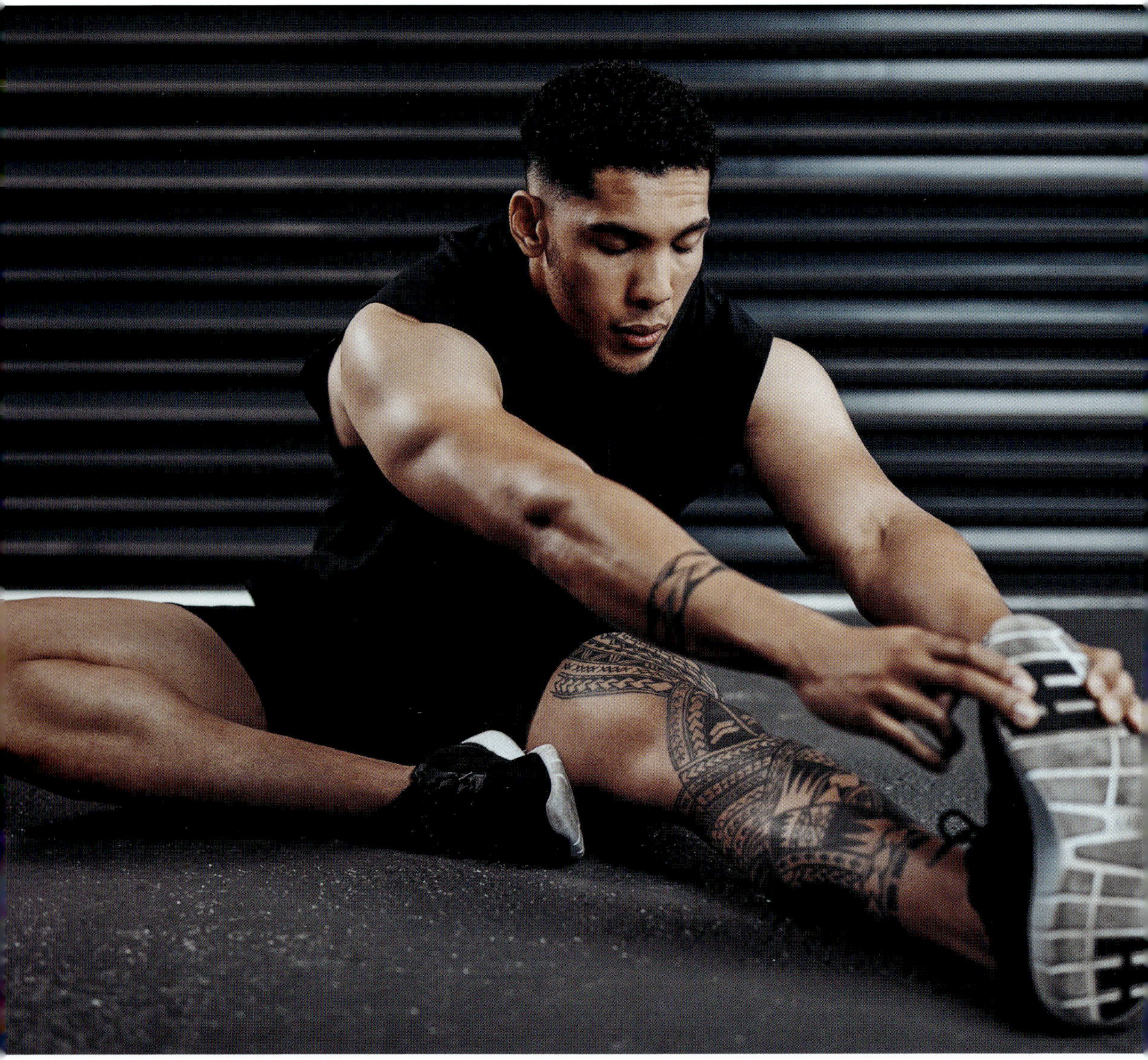

Entspanne dich und atme gleichmäßig, während du dich in der Dehnposition befindest.

Gestaltung des Dehnprogramms

Bei deinen Überlegungen musst du unterscheiden, wann du beabsichtigst zu dehnen: in der Aufwärmphase, der Abwärmphase oder beim Dehnen als Haupttrainingsteil.

- **Dehnen in der Aufwärmphase:** Es soll lokale Verspannungen lösen, damit du im Fitnesstraining nicht im Bewegungsumfang eingeschränkt bist. Verbleibe in den Positionen nur jeweils maximal zehn Sekunden bzw. drei Atemzüge (»Andehnen«). Empfindest du Dehnen beim Aufwärmen jedoch nicht als vorteilhaft, dann verzichte in dieser Phase darauf.
- **Dehnen in der Abwärmphase:** Hier dehnst du die Muskeln, die sich nach dem Krafttraining deutlich verspannt anfühlen. So stellst du sicher, dass sie beweglich bleiben und du besser vom Training abschalten kannst.
- **Dehnen als Haupttrainingsteil:** Möchtest du deine Beweglichkeit schnell verbessern, musst du eigenständige Dehneinheiten einplanen. Dehne den gesamten Körper, insbesondere deine Schwachstellen. Mache 2–3 Durchgänge und halte die Dehnpositionen mindestens 20 Sekunden (sieben Atemzüge). Du erreichst schnelle Fortschritte, wenn du dich mindestens zweimal wöchentlich intensiv dehnst.

Dehnmethoden

Die folgenden Dehnmethoden werden von vielen Fitnesssportlern erfolgreich eingesetzt. Für einen Atemzug wird eine Dauer von etwa drei Sekunden angenommen.

- **Methode »Entspannen – Erweitern«:** Bewege dich zuerst vorsichtig in eine Position mit leichtem Dehnreiz. Halte die Position mindestens 20 Sekunden, wozu du lautlos auf sieben Atemzüge zählen oder instinktiv vorgehen kannst. Entspanne dabei die Muskulatur bewusst und atme gleichmäßig. Dann kannst du die Position leicht erweitern, bis du erneut einen sanften Dehnreiz spürst. Dies kannst du wiederholen, wobei die Erweiterung jedes Mal geringer ausfällt. Nach der Dehnung begib dich langsam und kontrolliert aus der Position.
  Beim Aufwärmen allerdings hältst du die Position nur etwa zehn Sekunden bzw. drei Atemzüge (»Andehnen«) und erweiterst sie nicht, um eine Verringerung des Muskeltonus und damit eine kurzfristige Reduktion der Leistungsfähigkeit zu vermeiden.
- **Methode »Anspannen – Entspannen – Erweitern«:** Bewege dich langsam in eine Position, in der du einen leichten Dehnreiz spürst. Dann spannst du die zu dehnende Muskulatur mit mittlerer Intensität gegen einen Widerstand an, ohne die Position zu verändern. Als Widerstand eignen sich eine Wand, eine Stange, der Boden, ein Trainingspartner oder ein imaginärer Widerstand. Halte die Spannung etwa sechs Sekunden (zwei Atemzüge). Von kurzen Maximalanspannungen ist abzuraten, da sie das Verletzungsrisiko erhöhen.
  Entspanne die Muskulatur nun für etwa drei Sekunden (einen Atemzug), ohne die Position zu verlassen, und erweitere dann die Dehnposition, bis wieder ein leichter Dehnreiz entsteht. Wiederhole diesen Ablauf. Beim Aufwärmen kannst du die Position einmal intensivieren; in der Abwärmphase sowie im eigenständigen Dehntraining kannst du diesen Ablauf mehrfach wiederholen. Du wirst feststellen, dass die Erweiterung der Position mit jedem Durchgang geringer ausfällt.

Rollmassage

Andauernde einseitige Belastungen wie langes Sitzen am Schreibtisch und intensive körperliche Beanspruchungen in Sport und Alltag führen dazu, dass unser Körper verspannt und sich Faszien zusammenziehen und verkleben. Diese Probleme treten vermehrt auf, wenn der Körper stärker als üblich belastet wird, z. B. bei gesteigerter Trainingsintensität, sowie mit fortschreitendem Alter. Ein verspannter Körper fühlt sich nicht nur unangenehm an und schmerzt, sondern verringert auch die Leistungsfähigkeit und erhöht das Verletzungsrisiko, denn optimale Bewegungsausführungen werden verhindert.
Mit einer Rollmassage, wozu eine Faszienrolle oder ein Faszienball eingesetzt wird, lassen sich hervorragende Ergebnisse beim Behandeln von Körpergewebe und Muskulatur erzielen. Die Rollmassage bewirkt Druck auf das Bindegewebe, ähnlich wie bei einer herkömmlichen Massage. Ziel ist es, verklebte und verspannte Strukturen aufzulösen, um eine bessere Gleitfähigkeit und Elastizität zu erreichen. Die tiefe Druckeinwirkung setzt einen Nervenreiz, der auch den Muskel entspannen lässt.
Der Rollmassage werden zahlreiche positive Effekte zugeschrieben: Die Durchblutung verbessert sich, Verklebungen und Verspannungen werden gelöst, Schmerzen werden reduziert und die allgemeine Körperwahrnehmung verbessert sich. Auch ermöglicht die Massage eine schnellere Regeneration. Zudem sind auch an anderen Körperstellen positive Effekte erkennbar, was damit zusammenhängt, dass ein miteinander verbundenes Fasziennetz besteht.
Teste die Rollmassage vorsichtig. Die Übungen sind einfach zu erlernen, und du wirst bereits nach wenigen Anwendungen deutliche Verbesserungen spüren. Auch eine starke Verspannung, die sich über lange Zeit aufgebaut hat, wirst du nach einigen Massagen lösen können. Bei den ersten Anwendungen wirst du möglicherweise spüren, dass sich eine Körperseite deutlich verspannter anfühlt als die andere. Rolle dort langsam und vorsichtig und achte auf die Reaktionen deines Körpers. Nach einigen Tagen kannst du die nächste Massage durchführen und wirst schon eine leichte Verbesserung feststellen.
Du kannst die Massage so oft einsetzen, wie du das Bedürfnis dazu hast. Wichtig ist, dass du nicht mit »Gewalt« vorgehst, sondern auf die Signale deines Körpers achtest.
Im folgenden Kapitel findest du ein Rollprogramm, das du zum Einstieg nutzen und an deine Bedürfnisse anpassen kannst.

Prinzipien

Achte auf die folgenden Prinzipien, damit sich die positiven Effekte einstellen. Du wirst viele schmerzende Körperstellen vorfinden – bereits nach wenigen Behandlungseinheiten wird sich deren Zustand deutlich bessern.

- Wähle eine Rolle, die deinem Muskelzustand entspricht. Meistens ist die mittelharte Rolle eine gute Wahl. Nutze nicht die härteste verfügbare Rolle.
- Führe die Rollmassage so lange durch, wie sie dir guttut. Empfehlenswert sind zumindest 5–10 Rollbewegungen pro Körperpartie, etwa für eine Dauer von 30–60 Sekunden. Beginne an einem Muskelansatz und rolle zum Ende des Muskels – und wieder

zurück. Manche Muskelgruppen, wie die Rumpfseite, musst du in mehreren Schritten abrollen und dazu die Rolle etwas versetzen. Rolle immer über beide Körperseiten.

- Vermeide es möglichst, über Knochen und Gelenke zu rollen. Rolle beispielsweise nicht über die Kniegelenke oder über die Wirbelsäule von einer Seite zur anderen.
- Halte den Rumpf durchgehend in Spannung. Der Rücken muss gerade sein und darf beim Rollen nicht in ein Hohlkreuz durchhängen. Spanne immer wieder die Bauch- und Gesäßmuskulatur bewusst nach.
- Die Druckintensität variierst du, indem du die Stützpositionen der Arme oder Beine veränderst und Gewicht verlagerst beziehungsweise im Sitzen übst. Gewöhne dich langsam an die Härte und die Wirkung der Massage, rolle jedoch nicht mit großen Schmerzen.
- Vor einer Sportart beziehungsweise vor dem Fitnesstraining ist das Ziel der Rollmassage, leichte Verklebungen und Verspannungen zu lösen und die Durchblutung zu steigern. Rolle dazu gleichmäßig, nicht zu langsam und nicht zu druckintensiv.
  In der Abwärmphase oder in einer eigenständigen Rolleinheit kannst du intensiv und langsam rollen.
- Wenn du die Abrollübungen und die Dehnübungen in einer Trainingseinheit ausführst, z. B. in der Aufwärmphase, dann rolle vor dem Dehnen. Das Rollen bewirkt, dass die Muskeln weicher werden und dann besser gedehnt werden können.
- Um gegen deutlich schmerzende Körperstellen vorzugehen, kannst du diese Stellen täglich abrollen – vorausgesetzt, es entsteht keine Schwellung. Andernfalls musst du warten, bis diese abgeklungen ist, was meistens 2–3 Tage dauert.

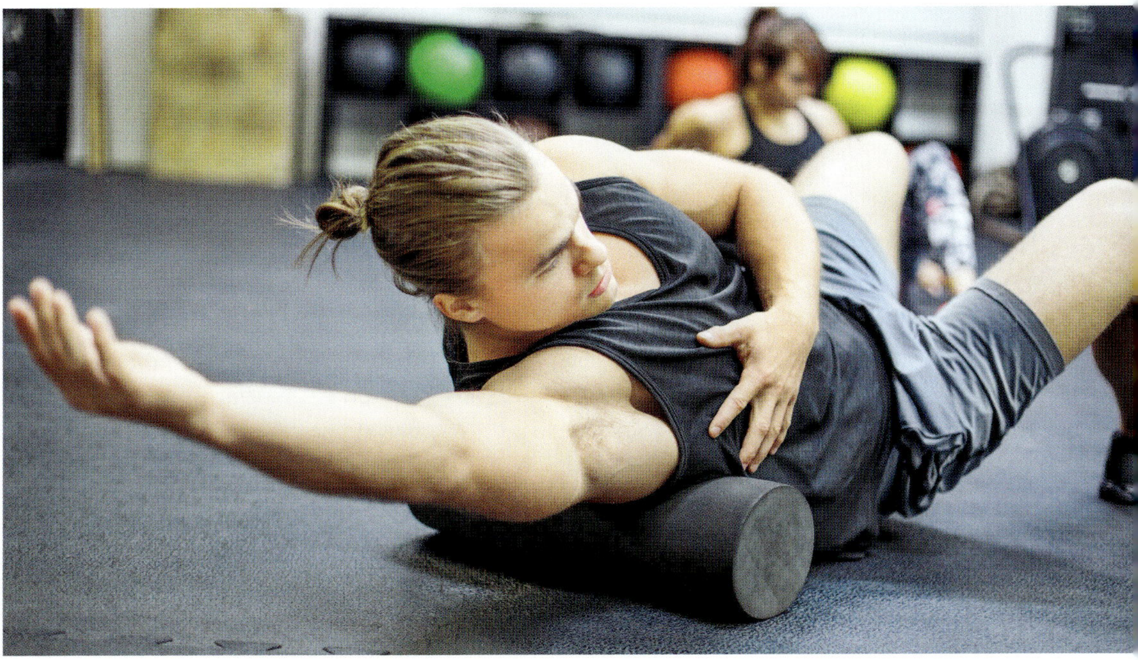

Das Faszienrollen hat sich im Sport etabliert.

Körperfett und Gesundheit

Im Rahmen des Buchkonzepts steht eine gesunde, ausgewogene Ernährung im Mittelpunkt. Ein Sixpack ist optisch ansprechend und kann erreichbar sein, wenn die Ausgangslage dafür besteht. Ziel sind jedoch nicht extreme Maßnahmen mit gesundheitlichen Nachteilen, um sehr niedrige Körperfettwerte zu erreichen. Solche Vorgehensweisen sind weder gesund noch langfristig umsetzbar. Vielmehr geht es darum, sinnvoll und dauerhaft dem eigenen Körper Gutes zu tun. Wenn du dich in guter körperlicher Verfassung befindest und dein Körperfettanteil, insbesondere das viszerale Fett, im gesunden Bereich liegt, musst du der Kalorienmenge in deiner Ernährung keine übermäßige Aufmerksamkeit schenken. Wichtiger ist eine zuverlässige Versorgung mit essenziellen Nährstoffen und das Beibehalten eines stabilen Körpergewichts.

Viszerales Fett ist das Fettgewebe, das sich im Bauchraum um innere Organe wie Leber, Darm und Bauchspeicheldrüse anlagert. Im Gegensatz zum subkutanen Fett, das unter der Haut liegt, ist es stoffwechselaktiv und gilt als besonders gesundheitsschädlich.

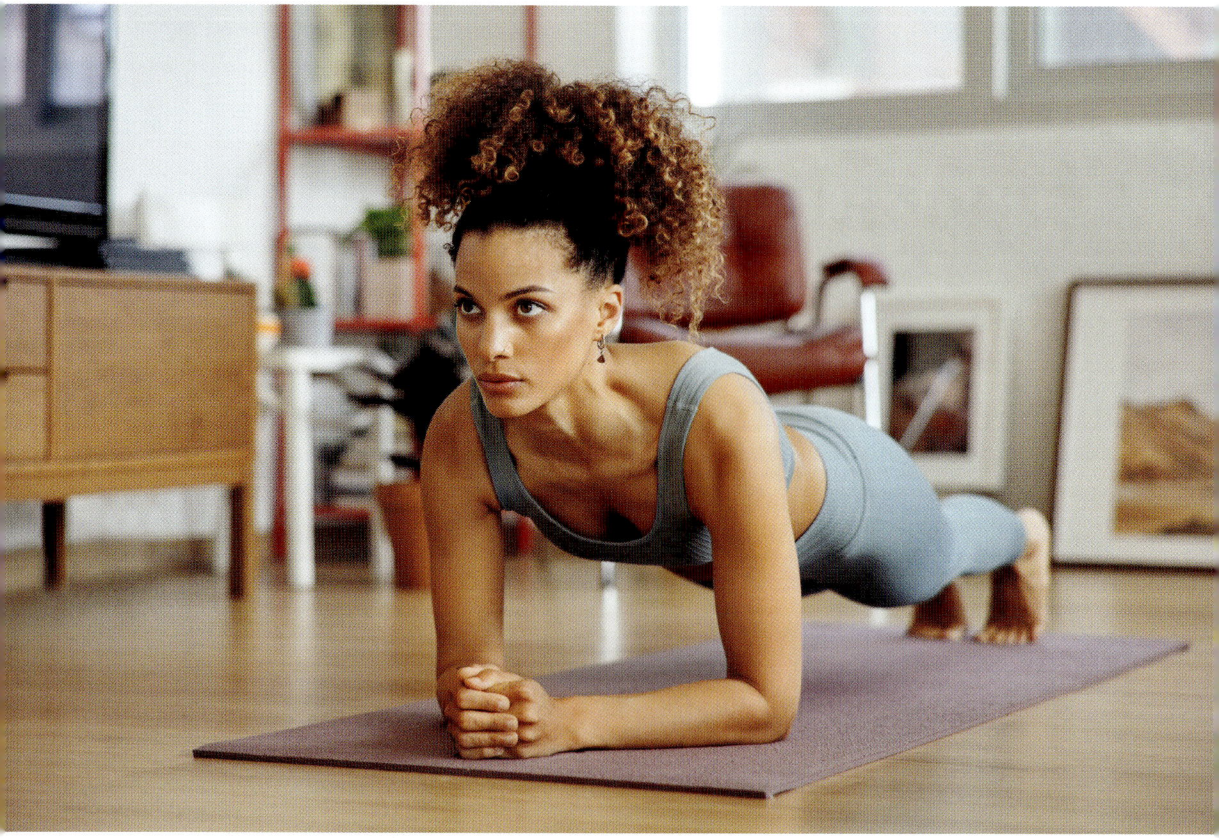

Gesundheit steht im Vordergrund – nicht extreme Körperformen.

Anders stellt sich die Situation bei einem deutlich erhöhtem Körperfettanteil dar, vor allem im Bauchraum. Dieser Zustand erhöht das Risiko für chronische Erkrankungen wie Typ-2-Diabetes, Herz-Kreislauf-Erkrankungen und bestimmte Krebsarten. Zudem werden Entzündungsprozesse aktiviert, der Hormonhaushalt gestört, und auch Schlafqualität sowie Beweglichkeit können beeinträchtigt sein.
Ein gesunder Körperfettanteil ist daher entscheidend für ein langes, sportliches Leben. Ziel ist es, ihn mit gesunden Ernährungsgewohnheiten dauerhaft sicherzustellen. Wähle ein Ernährungskonzept, das sich gut in deinen Alltag integrieren lässt und auf den zuvor beschriebenen Prinzipien basiert.

Wie misst man den Körperfettanteil?

Bei der Körperfettmessung wird der Anteil des Körperfetts am Gesamtgewicht ermittelt. Es gibt verschiedene Methoden, um diesen Wert zu bestimmen:

- **Fettzange (Caliper):** Eine einfache und kostengünstige Methode. Einen Caliper gibt es bereits ab 10 EUR im Handel. Damit misst du die Hautfalten an bestimmten Körperstellen.
- **Körperfettwaage:** Sie ist komfortabler in der Anwendung und liefert zusätzlich Informationen zur Muskelmasse. Ein gutes Modell ist ab 70 EUR erhältlich. Vielleicht hast du Zugang zu einer solchen Waage im Fitnessstudio, bei einem Ernährungsberater oder Arzt.
  Die Messung dient als Orientierung, um den Fortschritt im Blick zu behalten. Sie sollte nicht zu häufig erfolgen – maximal alle 1–4 Wochen. Die Ergebnisse notierst du in deinem Trainingsbuch.

Wichtig: Führe Messungen immer unter denselben Bedingungen durch, um vergleichbare Werte zu erhalten. Ideal ist der Morgen direkt nach dem Aufstehen und nach dem Toilettengang, ohne vorher zu essen oder zu trinken.

INFO: Körpermaße statt Gewicht kontrollieren

Anstatt dich allein auf die Waage zu verlassen, misst du besser regelmäßig deine Körpermaße. So erkennst du Veränderungen an den Proportionen genauer.
Notiere die Werte im Trainingsbuch und wiederhole die Messung alle 1–4 Wochen unter den gleichen Bedingungen. Wenn du keine Fortschritte siehst, passe dein Programm oder deine Ziele realistisch an.
Messe den Umfang von Oberarmen, Brust, Taille, Bauch, Hüfte, Oberschenkeln und Waden.

- **Taille:** an der schmalsten Stelle oberhalb des Bauchnabels
- **Bauch:** etwas unterhalb des Bauchnabels
- **Andere Bereiche:** an der jeweils breitesten Stelle

TIPP: Fettverlust

Iss mit einem leichten Kaloriendefizit, achte auf ausreichend Eiweiß, bewege dich täglich und schlafe genug. Bleibe konsequent dabei – so reduzierst du wirkungsvoll dein Körperfett.

Körperfett reduzieren – so funktioniert's

Um Körperfett zu reduzieren, ist eine negative Kalorienbilanz erforderlich. Du musst regelmäßig über den Tag hinweg weniger Kalorien aufnehmen, als du verbrauchst. Entscheidend ist, dass du das Kaloriendefizit auf eine Weise erreichst, die zu deinem Alltag passt und für dich langfristig durchführbar ist – ohne häufiges Hungergefühl oder übermäßigen Stress.
Dein täglicher Energieverbrauch setzt sich aus dem Grundumsatz (dem Kalorienbedarf in Ruhe), körperlicher Aktivität, der nahrungsinduzierten Thermogenese (Energie für Verdauung und Stoffwechsel) sowie hormonellen und äußeren Faktoren zusammen.
Den Energieverbrauch kannst du mit regelmäßiger Bewegung gezielt erhöhen. Besonders wirksam ist Krafttraining, denn dabei verbrennst du viele Kalorien während und nach dem Training. Zudem erhöht sich durch den Aufbau von Muskelmasse der Grundumsatz des Körpers. Die Kombination von Kraft- und anschließendem Ausdauertraining ist besonders effektiv. Zusätzlich hilft es, deine Alltagsbewegung zu steigern (z. B. durch mehr Schritte und Treppensteigen).

Neben dem erhöhten Kalorienverbrauch ist es ebenso wichtig, die Energiezufuhr zu kontrollieren. Eine ausgewogene Ernährung mit viel Eiweiß, gesunden Fetten und ballaststoffreichen Kohlenhydraten unterstützt dich dabei, ein Kaloriendefizit zu erreichen und gleichzeitig die Muskelmasse zu erhalten.
Ein moderates Defizit von etwa 300–500 Kilokalorien (kcal) pro Tag hat sich als ideal erwiesen, um Körperfett abzubauen, ohne die Muskelmasse zu verringern – vorausgesetzt, die Eiweißzufuhr ist ausreichend. Wer besonders motiviert ist, kann sich an einem täglichen Defizit von etwa 500 Kilokalorien orientieren. Statt kurzfristiger Diäten mit drastischen Einschränkungen empfiehlt es sich, langfristig zu planen und im moderaten Defizit zu bleiben. So lassen sich nachhaltige Ergebnisse erzielen – ohne Hunger und ohne Überforderung.

Prinzipien der Körperfettreduktion

In der Tabelle unten stehen die wichtigsten Maßnahmen zur Reduktion von Körperfett. Voraussetzung: Die Reduzierung ist gesundheitlich sinnvoll und gewünscht.

Maßnahme	Wirkung
Kaloriendefizit	Unverzichtbar zur Fettverbrennung. Faustregel: ca. –300 bis –500 kcal/Tag.
Proteinreich essen	Erhält Muskelmasse, sättigt und schützt den Stoffwechsel.
Krafttraining	Verhindert Muskelabbau und steigert den Grundumsatz.
Bewegung steigern	Verbrennt zusätzliche Kalorien.
Schlaf und Stress regulieren	Stabilisieren Hungerhormone und fördern den Fettstoffwechsel.

TIPP: Nutze eine App

Kalorienbedarf, -verbrauch und -aufnahme zu berechnen, ist sehr aufwendig. Die meisten Menschen brechen das recht bald wieder ab. Deutlich einfacher geht es mit einer App (z. B. Yazio), in der du alle drei Werte bequem erfassen und auswerten kannst. Am Ende des Tages zeigt dir die App deine Kalorienbilanz, sodass du schnell erkennst, ob du im Defizit oder im Überschuss warst.
Auch wenn es oft nur Näherungswerte sind – wenn du die App langfristig nutzt, kommt das Ergebnis nahe an die tatsächliche Entwicklung heran, und du bleibst auf Kurs.

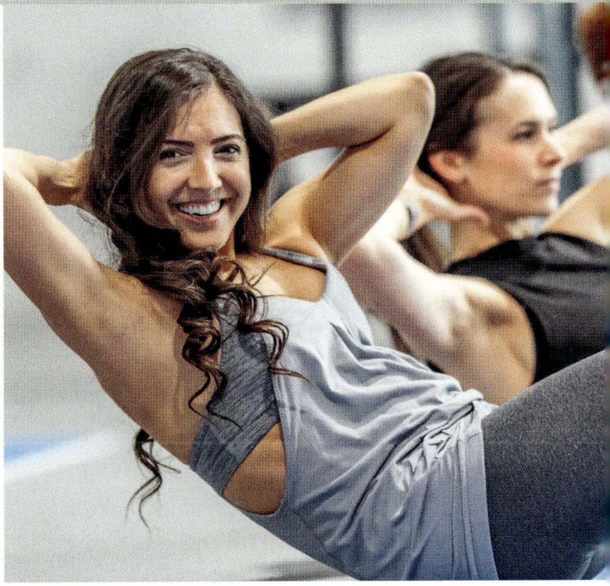

TIPP: So nimmst du effektiv ab

Hier ist ein effektives Vorgehen zum Abnehmen in Stichpunkten:

1. Ziele setzen und Kaloriendefizit planen

Setze dir realistische Ziele (z. B. 0,5 kg Gewichtsverlust pro Woche über 12 Wochen).
Plane ein moderates Kaloriendefizit von z. B. 500 kcal pro Tag.

2. Kalorienbedarf verstehen und planen

Berechne deinen Kalorienbedarf (Grundumsatz plus Aktivität) selbst oder mit einer App. Lege basierend darauf deine tägliche Kalorienzufuhr im Defizit fest.

3. Ernährung optimieren

Iss möglichst unverarbeitete Lebensmittel, viel Gemüse, eiweißreiche Kost und Vollkornprodukte.
Reduziere Zucker und Fertigprodukte und achte auf angemessene Portionsgrößen.

4. Bewegung steigern

Integriere regelmäßiges Training – vor allem Krafttraining.
Erhöhe deine Alltagsbewegung (z. B. mehr Schritte, Treppen statt des Aufzugs).

5. Kalorien tracken

Tracke deine Kalorienaufnahme und deinen Verbrauch mit einer App wie *Yazio* oder mit *ChatGPT*.
So behältst du dein Defizit im Blick.

6. Schlaf und Stress regulieren

Schlafe 7–9 Stunden pro Nacht.
Vermeide chronischen Stress.

7. Fortschritt kontrollieren und dranbleiben

Überwache dein Kaloriendefizit, Gewicht und deine Körpermaße.
Plane Rückschläge ein, denke langfristig und bleibe konsequent dabei.

Aktive Regeneration und Stressmanagement

Ein starkes, beschwerdefreies Körperzentrum entsteht nicht nur durch Training. Ebenso wichtig ist, wie gut sich dein Körper zwischen den Einheiten erholt. Regeneration und Stressmanagement beeinflussen die Leistungsfähigkeit deiner Muskulatur, deinen Stoffwechsel, deine Beweglichkeit und sogar deine Körperhaltung.
Viele Menschen, die mit Rücken- oder Nackenverspannungen zu kämpfen haben, stehen zugleich unter hohem Alltagsstress oder schlafen zu wenig. Beides führt zu einer erhöhten Muskelspannung im Rumpfbereich, einer flachen Atmung und eingeschränkter Beweglichkeit – genau die Faktoren, die Core-Training erschweren und Beschwerden verstärken können.

Stelle dir deshalb die Fragen:
Wie kann ich meinen Körper aktiv bei der Erholung unterstützen?
Wie kann ich Stress reduzieren, der Verspannungen und Rückenprobleme verstärkt?
Hier erhältst du das notwendige Hintergrundwissen, um dein Training effektiv und ganzheitlich zu gestalten. Die Übungen dazu findest du in Teil 4.

Wichtig: Regeneration und Stressmanagement sind kein Zusatz, sondern ein integraler Bestandteil eines gesunden Core-Trainings. Je besser dein Körper sich erholt, desto stabiler, leistungsfähiger und schmerzfreier wird deine Körpermitte.

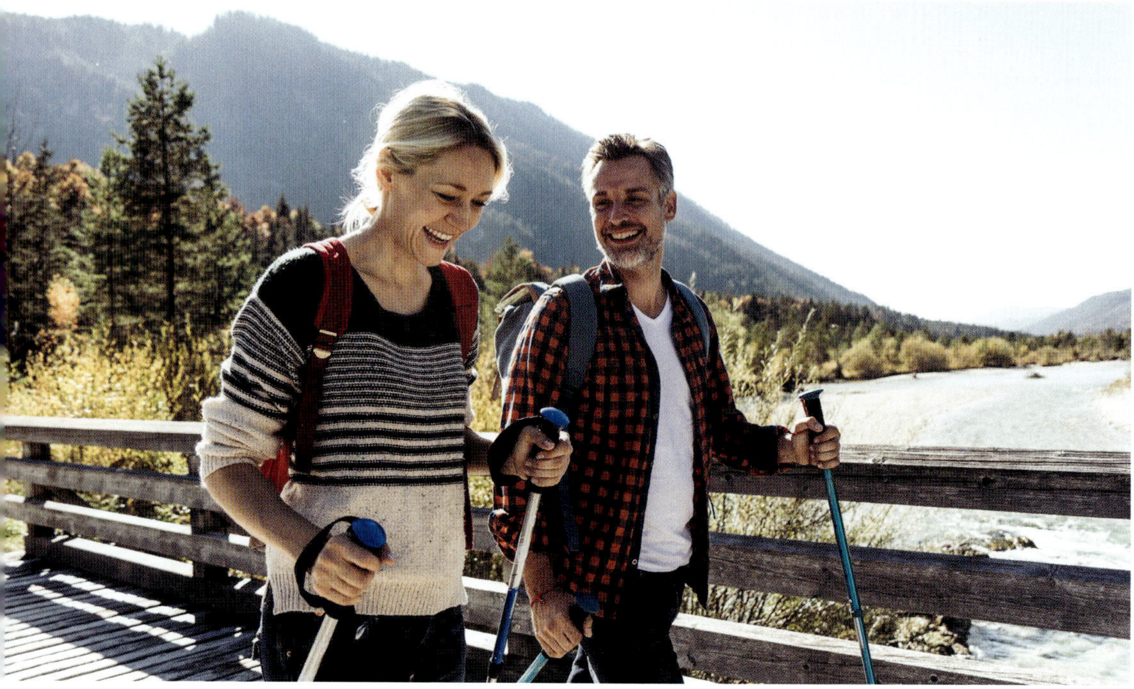

Erholung und Entspannung sind wichtige Bestandteile eines gesunden Core-Trainings.

Aktive Regeneration

Die Grundlage für eine effektive körperliche Regeneration bilden eine ausreichende Versorgung mit essenziellen Nährstoffen sowie erholsamer, qualitativ hochwertiger Schlaf.
Zusätzlich unterstützen moderate Bewegung (z. B. Spaziergänge, leichtes Schwimmen, Dehnübungen) und bewusste Entspannung den Regenerationsprozess.
Zur gezielten Förderung der Erholung kannst du Maßnahmen nutzen, die Durchblutung und Stoffwechsel aktivieren. Dazu zählen Massagen, insbesondere die traditionelle thailändische Heilmassage Nuad, sowie die Rollmassage.
Viele Menschen profitieren außerdem von Wärmeanwendungen wie der Sauna. Kälteanwendungen (z. B. Eistonne) werden seltener genutzt und sollten – insbesondere bei gesundheitlichen Risiken – nur nach ärztlicher Rücksprache erfolgen.

• Nuad – Thailändische Heilmassage

Nuad, die traditionelle thailändische Heilmassage, eignet sich hervorragend zur Förderung der körperlichen Regeneration. Durch gezielten Druck auf Energiebahnen und begleitende Dehntechniken wird der Energiefluss im Körper angeregt. Die Behandlung unterstützt die Durchblutung, fördert den Lymphfluss und aktiviert die körpereigenen Selbstheilungskräfte.
Nuad kann helfen, muskuläre Verspannungen zu lösen, Stress abzubauen, Schmerzen zu lindern und die Beweglichkeit zu verbessern. Zudem wirkt die Massage regulierend auf das parasympathische Nervensystem, was eine tiefe Entspannung begünstigt und die Erholung von Körper und Geist unterstützt. Weitere positive Effekte sind die Auflösung von Triggerpunkten und die Reduktion entzündlicher Prozesse. Regelmäßig angewendet, kann Nuad einen wertvollen Beitrag zu einem gesunden Alterungsprozess leisten.
Die Behandlung wird in der Regel nicht von Krankenkassen übernommen, die Kosten sind jedoch meist moderat. Die Qualität kann variieren – das eigene Körpergefühl sollte daher stets beachtet werden. Bei Unwohlsein empfiehlt es sich, das Gespräch mit der Therapeutin oder dem Therapeuten zu suchen oder die Behandlung abzubrechen.

• Sauna

Die Sauna ist ein bewährtes Mittel zur aktiven Regeneration und Abhärtung des Körpers. Durch die intensive Hitze weiten sich die Blutgefäße, was die Durchblutung sowie den Abtransport von Stoffwechselprodukten fördert und die Muskelregeneration unterstützt. Zusätzlich wird das Immunsystem gestärkt, und beim Schwitzen werden Stoffwechselrückstände über die Haut ausgeschieden.
Auch mental kann die Sauna positiv wirken: Die Wärme fördert die Ausschüttung von Endorphinen und reduziert Stress, was die Schlafqualität und das allgemeine Wohlbefinden verbessert.
Beim Saunieren solltest du auf die Signale deines Körpers achten und gesundheitliche Risiken ernst nehmen. Regelmäßig angewendet, kann die Sauna ein wirksamer Bestandteil deiner Regenerationsroutine und deines ganzheitlichen Gesundheitsverhaltens sein. Allerdings hat nicht jeder Zugang dazu, und regelmäßige Besuche können kostenintensiv werden.

Stressmanagement

Stress ist eine natürliche Reaktion des Körpers und zunächst nichts Schlechtes. Kurzfristig kann er dich sogar leistungsfähiger machen. Dauerhafter, chronischer Stress hingegen wirkt sich negativ auf Herz, Gehirn, Muskulatur und Immunsystem aus und kann den Alterungsprozess beschleunigen. Deshalb ist es wichtig, Strategien zu entwickeln, um gesund mit Stress umzugehen.
Ziel ist es, deinen persönlichen »Resilienz-Koffer« zu füllen – mit Methoden, die dir helfen, Stress frühzeitig zu erkennen, wirksam abzubauen und langfristig vorzubeugen.

• Schlaf und moderate Bewegung

Die Basis eines guten Stressmanagements bilden erholsamer Schlaf und regelmäßige, moderate Bewegung. Beides senkt die Grundspannung der Muskulatur, stabilisiert das Nervensystem und verbessert die Regeneration.

• Ernährung

Eine ausgewogene, entzündungshemmende Ernährung liefert alle essenziellen Nährstoffe und unterstützt den Körper dabei, Stressfolgen besser zu bewältigen.

• Entspannungstechniken

Gezielte Entspannungsmethoden – z. B. Atemübungen oder Progressive Muskelentspannung – sowie achtsamkeitsbasierte Techniken wie Dankbarkeitsübungen, Mini-Pausen oder Meditation helfen, Körper und Geist zur Ruhe zu bringen.

• Digital Detox

Ein bewusster Umgang mit digitalen Medien schützt vor Reizüberflutung und mentaler Erschöpfung. Besonders abends sollte die Bildschirmzeit reduziert werden.

• Soziale Kontakte

Gute Gespräche mit Familie oder Freunden stärken die emotionale Resilienz und vermitteln ein Gefühl von Verbundenheit – ein zentraler Schutzfaktor gegen Stress.

• Selbstreflexion

Wer seine persönlichen Stressauslöser kennt, kann gezielt gegensteuern und nachhaltige Verhaltensänderungen entwickeln.

• Geplante Auszeiten

Spaziergänge in der Natur, Massagen, Saunagänge, Sport oder kurze Powernaps fördern die Regeneration und helfen, Abstand vom Alltag zu gewinnen. Entscheidend ist, bewusst abschalten zu können und das zu tun, was dir persönlich guttut.
Ein wirksames Stressmanagement erfordert keine radikalen Umstellungen, sondern vielmehr ein tägliches Kümmern um Körper, Geist und Seele – für mehr Gelassenheit, Lebensfreude und langfristige Gesundheit.

Wenn du mehr zu Methoden und Übungen erfahren möchtest, die deine Stressresilienz stärken können, findest du diese im Buch *Longevity: Schlanker, stärker, vitaler* (2025).

INFO: Was ist Resilienz?

Resilienz bezeichnet die Fähigkeit, psychisch widerstandsfähig zu sein und auch in schwierigen Lebensphasen flexibel und angemessen auf Stress und seelische Belastungen zu reagieren. Sie beschreibt die innere Stärke, mit Stress gesund umzugehen und langfristig ein seelisches Gleichgewicht zu bewahren.

TIPP: Maßnahmen zur Stressreduktion

Diese Strategien helfen dir, deine Resilienz nachhaltig zu stärken.

- **Erholsamer Schlaf:**
  7–9 Stunden pro Nacht, unterstützt durch gute Schlafhygiene (z. B. feste Schlafenszeiten).
- **Regelmäßige Bewegung:**
  Mindestens 30 Minuten täglich, z. B. Spazierengehen, Joggen, Radfahren, Dehnprogramm oder Yoga.
- **Ausgewogene, entzündungshemmende Ernährung:**
  Reichlich Gemüse, gesunde Fette, wenig Zucker, moderater Koffein- und Alkoholkonsum.
- **Selbstreflexion:**
  Erkenne deine Stressauslöser und entwickle Strategien, bewusst damit umzugehen.
- **Entspannungstechniken und Achtsamkeit:**
  Atemübungen, Progressive Muskelentspannung, Achtsamkeit, Meditation.
- **Digital Detox:**
  Reduziere deine Bildschirmzeit, besonders abends. Konsumiere Medien bewusst.
- **Soziale Kontakte pflegen:**
  Regelmäßige Treffen mit Freunden, Familie oder Gruppen mit gemeinsamen Interessen.
- **Geplante Auszeiten:**
  Bewusste Pausen einplanen – Natur, Massage, Sauna, kurze Erholungseinheiten.
- **Neues lernen:**
  Bleibe neugierig und offen – das stärkt deine geistige Widerstandskraft.

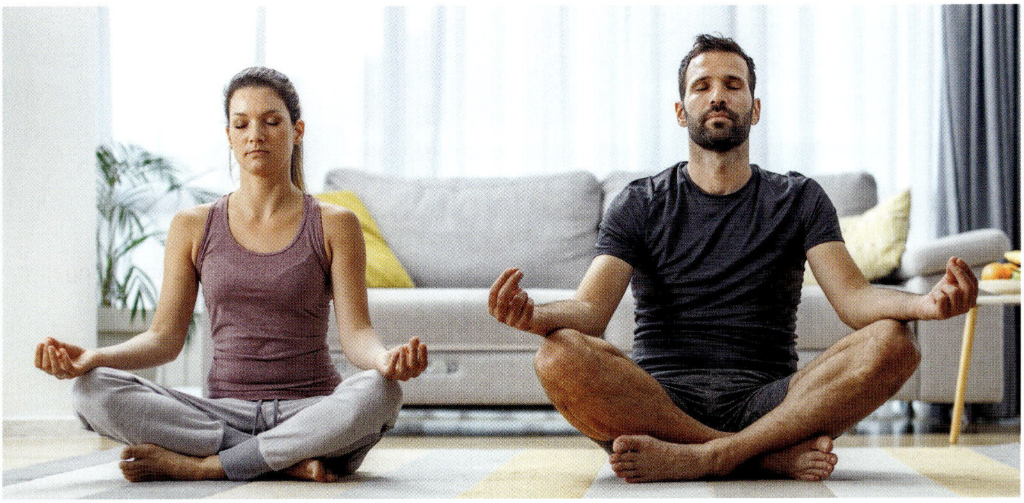

Bewusstes Entspannen fördert innere und körperliche Balance.

TEIL 3:
Die Workouts

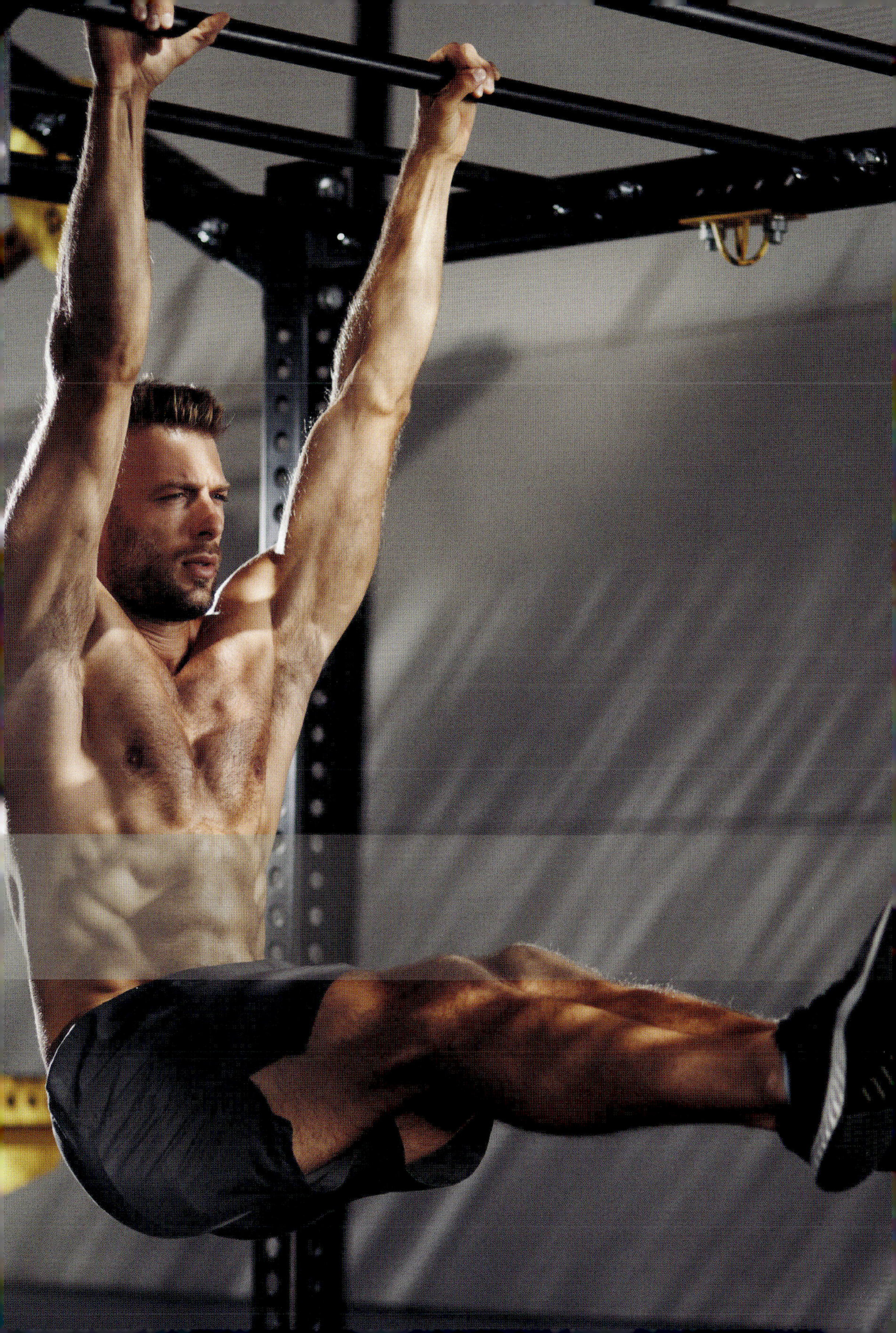

Zur Workout-Gestaltung

In diesem Kapitel findest du zehn Workouts, mit denen du deine Körpermitte systematisch, alltagsnah und ganzheitlich trainieren kannst. Jedes Workout hat einen klaren Schwerpunkt – Kraft, Beweglichkeit, Regeneration oder kurze Routinen für deinen Tagesablauf. So kannst du flexibel wählen, was dein Körper heute braucht.

Bei den Workouts findest du:

- den Schwierigkeitsgrad
- die empfohlene Satzzahl
- Zeit- oder Wiederholungsvorgaben
- eine kompakte Übungsübersicht
- Alternativen oder Varianten

So kannst du jede Einheit gezielt an dein Trainingslevel und deinen aktuellen Bedarf anpassen.

ÜBERBLICK über die Workouts

Hier findest du eine Übersicht aller enthaltenen Workouts.

Kraft-Core-Workouts

- Workout 1: Core Basics – Der ideale Einstieg
- Workout 2: Core Medium – Mehr Stabilität und Kontrolle
- Workout 3: Core Intensiv – Maximale Rumpfkraft
- Workout 4: Core Intensiv mit Hilfsgeräten – Mehr Effekt

Beweglichkeit und Mobility

- Workout 5: Wirbelsäulen-Mobilität – Frei bewegen und besser stabilisieren
- Workout 6: Ganzkörper-Dehnen – Flexible Muskulatur von Kopf bis Fuß

Regeneration

- Workout 7: Rollmassage – Verspannungen im ganzen Körper lösen

Tagesroutinen

- Workout 8: Morgen-Routine – Aktiv und beweglich in den Tag
- Workout 9: Tages-Routine – Locker bleiben im Alltag
- Workout 10: Abend-Routine – Entspannung und Regeneration für die Nacht

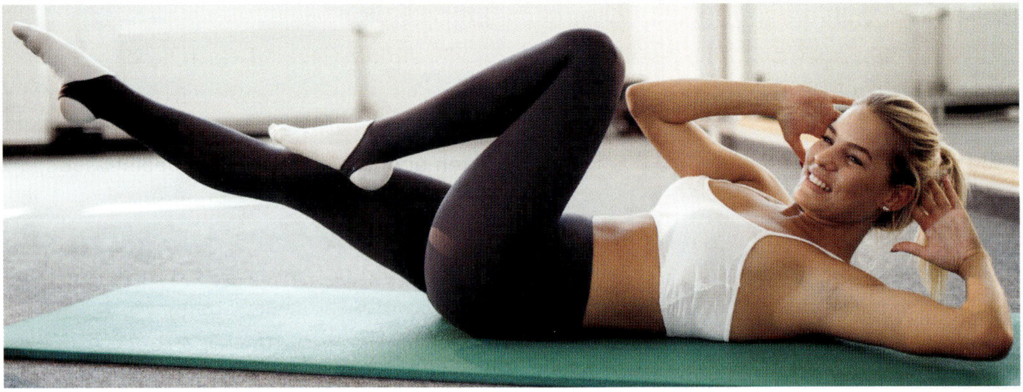

Trainiere regelmäßig deinen Core.

Aufbau der Workouts

Ein klassisches Workout besteht aus drei Abschnitten.

• 1. Aufwärmen – wenn nötig

Für intensive Trainingseinheiten ist ein kurzes Aufwärmen sinnvoll, um den Körper vorzubereiten und das Verletzungsrisiko zu senken. Wähle dein Warm-up so, wie es zu deiner Tagesform passt. Entscheidend ist, ruhig und schmerzfrei zu beginnen.
Geeignet sind zum Beispiel:

- lockeres Mobilisieren (z. B. Nacken, Wirbelsäule, Schultern)
- leichte Bodyweight-Bewegungen wie Kniebeugen oder Laufen auf der Stelle

Für sanfte Mobilitäts-, Dehn- und Regenerationseinheiten (Workouts 5–7) sowie für die Tagesroutinen ist kein gesondertes Aufwärmen notwendig. Möchtest du jedoch zügig tiefere Dehnpositionen erreichen, ist ein kurzes Aufwärmen hilfreich.

• 2. Hauptteil – der Schwerpunkt des Workouts

Hier findet das eigentliche Training statt.
In den Kraft-Core-Workouts trainierst du gezielt die drei Hauptbereiche des Rumpfs:

- den vorderen Rumpf
- den seitlichen Rumpf
- den hinteren Rumpf

Die Mobilitäts- und Dehnworkouts fördern die Beweglichkeit und das Zusammenspiel der Muskulatur.
Die Rollmassage reduziert Spannungen und unterstützt die Regeneration.
Die Tagesroutinen helfen dir dabei, über den Tag verteilt beweglich zu bleiben, Verspannungen vorzubeugen oder abends zur Ruhe zu kommen.

• 3. Abwärmen – nach Bedarf

Da die Workouts bewusst kompakt gehalten sind, ist ein Abwärmen nicht zwingend notwendig. Wenn es dir guttut, kannst du kurze Dehn- oder Atemübungen einbauen. Besonders nach intensiven Kraftworkouts kann dies die Erholung unterstützen.

Trainingsplanung

Für ein effektives Core-Training gilt: Regelmäßigkeit schlägt Intensität.
Als Orientierung:

- 2–3 Core-Kraftworkouts pro Woche sind für die meisten ideal.
- Mobilität, Rollmassage und die Tagesroutinen kannst du nach Bedarf – auch täglich – ergänzen.

Wenn dein Ziel Muskelaufbau ist, sollten zwischen intensiven Core-Einheiten 1–2 Tage Pause liegen. Nach besonders fordernden Trainings können auch 3 Pausentage sinnvoll sein.
Achte auf die Gesamtbelastung deines Körpers. Berufliche Anforderungen, zusätzliches Kraft- oder Ausdauertraining, andere Sportarten und die Schlafqualität beeinflussen deine Erholungsfähigkeit und damit die Trainingssteuerung.
Wähle frei das Programm, das heute zu dir passt, und bleib in Bewegung. Mit jedem Training stärkst du deine Muskulatur, deine Haltung, deine Mobilität und dein allgemeines Wohlbefinden.

WORKOUT 1:
Core Basics – Der ideale Einstieg

Mit diesem Workout trainierst du den Rumpf ausgewogen. Dieses Einsteigerprogramm verbessert deine Grundstabilität und bereitet dich optimal auf die intensiveren Workouts vor.
Bei deutlichen Verspannungen solltest du dich vorher kurz aufwärmen und mobilisieren (z. B. Wirbelsäule mit »M 5: Rücken runden und senken im Vierfüßlerstand«).
Wenn du dich bereits gut fühlst, kannst du direkt starten.

Schwierigkeitsgrad: leicht–mittel
Sätze: 2–3
Dauer je Übung / Wiederholungen: 60–80 Sek. (15–20 Wdh.)

ÜBUNGEN IM ÜBERBLICK

	Zielbereich	Übung	Seite
1	Vorderer Rumpf	K 1: Unterarmstütz	72
2	Hinterer Rumpf	K 24: Diagonales Strecken im Vierfüßlerstand	95
3	Seitlicher Rumpf – links	K 16: Körperanheben nach links in rechter Seitenlage	87
	Alternative	K 17: Seitstütz (links) – vereinfacht (Knie)	88
4	Seitlicher Rumpf – rechts	K 16: Körperanheben nach rechts in linker Seitenlage	87
	Alternative	K 17: Seitstütz (rechts) – vereinfacht (Knie)	88
5	Vorderer Rumpf	K 3: Crunch	74
	Alternative	K 8: Unterstützter Sit-up	79
6	Hinterer Rumpf	K 25: Körperanheben in Bauchlage (diagonal)	96

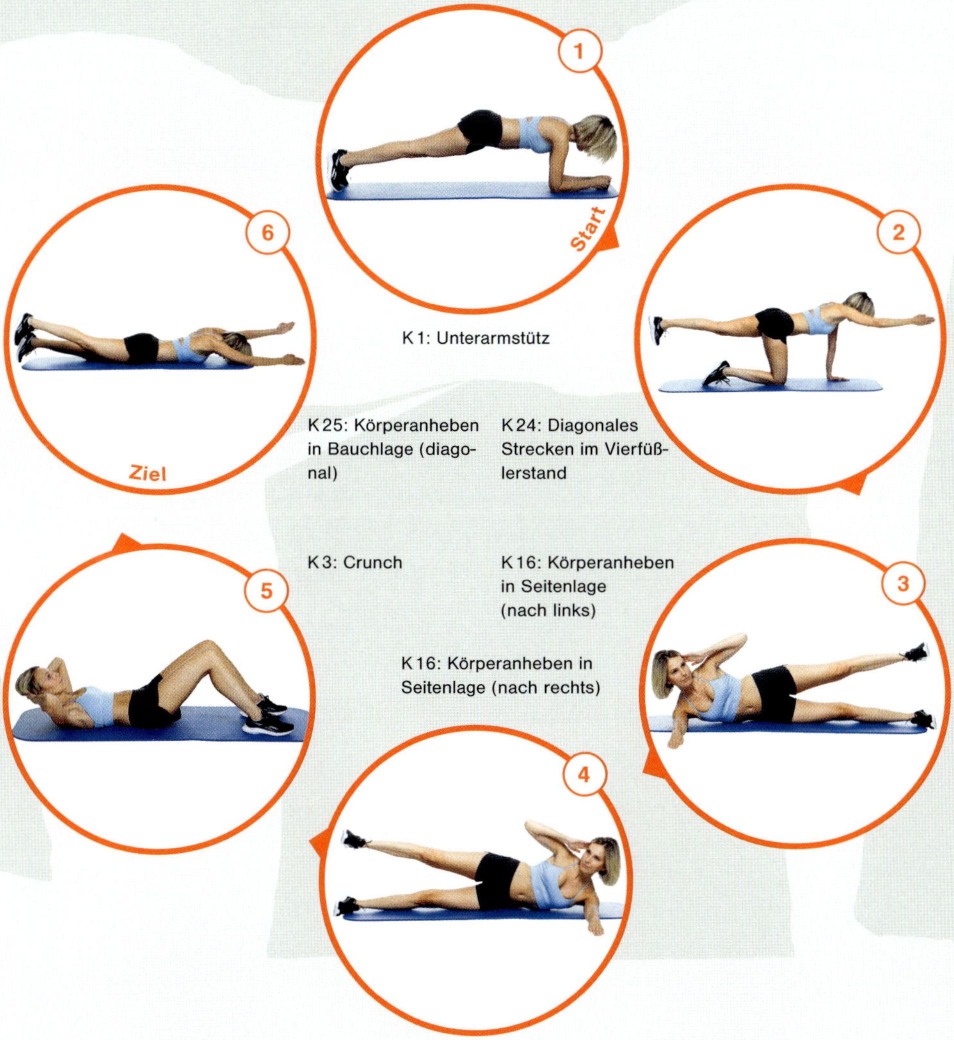
1
Start
K 1: Unterarmstütz
2
K 24: Diagonales Strecken im Vierfüßlerstand
3
K 16: Körperanheben in Seitenlage (nach links)
4
K 16: Körperanheben in Seitenlage (nach rechts)
5
K 3: Crunch
6
K 25: Körperanheben in Bauchlage (diagonal)
Ziel

WORKOUT 2:
Core Medium – Mehr Stabilität und Kontrolle

Mit diesem mittelintensiven Workout trainierst du den Rumpf ausgewogen. Das Programm verbessert deine Stabilität und stärkt deine Körpermitte.
Bei deutlichen Verspannungen solltest du dich vorher kurz aufwärmen und mobilisieren (z.B. Wirbelsäule mit »M 5: Rücken runden und senken im Vierfüßlerstand«).
Fühlst du dich bereits locker und bereit, kannst du direkt starten.

Schwierigkeitsgrad: mittel
Sätze: 2–3
Dauer je Übung / Wiederholungen: 40–60 Sek. (10–15 Wdh.) oder
60–80 Sek. (15–20 Wdh.)

ÜBUNGEN IM ÜBERBLICK

	Zielbereich	Übung	Seite
1	Vorderer Rumpf	K 10: Beinheben am Boden	81
2	Seitlicher Rumpf	K 19: Rumpfrotation am Boden (Füße am Boden)	90
	Alternative A	K 20: Mittlere Rumpfrotation im Stand	91
	Alternative B	K 6: Diagonaler Crunch mit Knieanziehen	77
3	Hinterer Rumpf	K 26: Oberkörperanheben mit Armrotation	97
4	Vorderer Rumpf	K 5: Crunch mit Knieanziehen	76
	Alternative A	K 9: Sit-up	80
	Alternative B	K 7: Rückwärts-Crunch	78
5	Seitlicher Rumpf – links	K 17: Seitstütz (links)	88
6	Seitlicher Rumpf – rechts	K 17: Seitstütz (rechts)	88
7	Hinterer Rumpf	K 29: Rückwärtiger Stütz	100
	Alternative	K 25: Körperanheben in Bauchlage	96

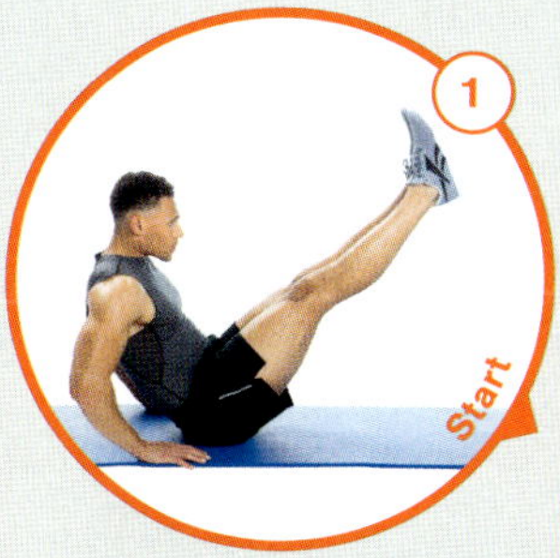

K 10: Beinheben am Boden

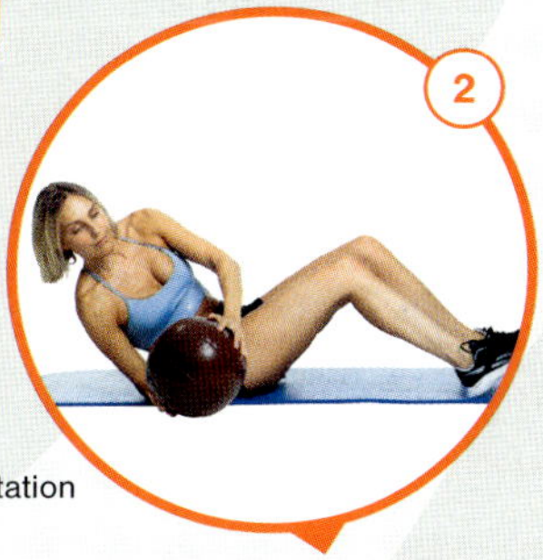

K 19: Rumpfrotation am Boden

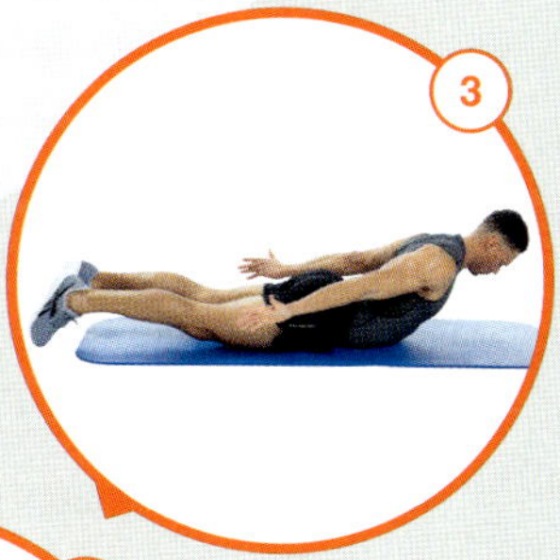

K 26: Oberkörperanheben mit Armrotation

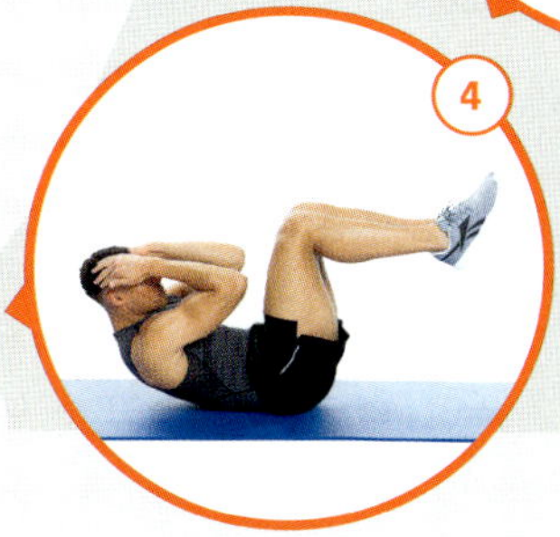

K 5: Crunch mit Knieanziehen

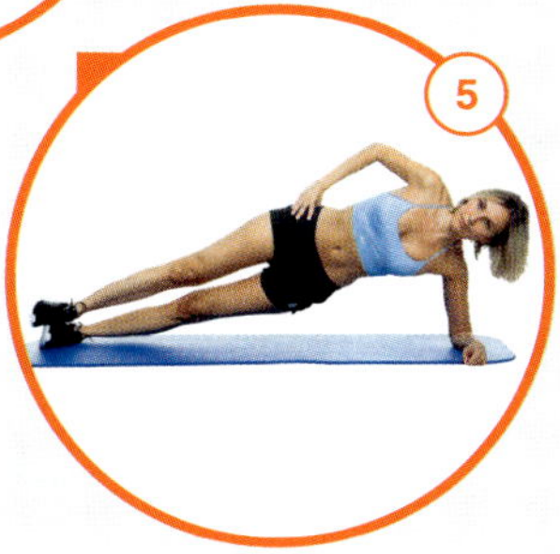

K 17: Seitstütz (links)

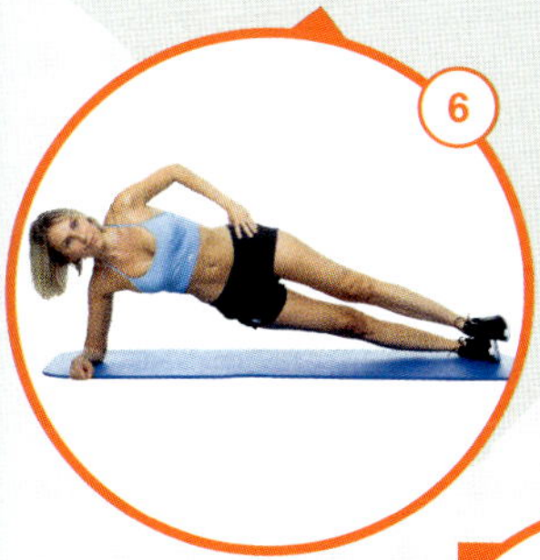

K 17: Seitstütz (rechts)

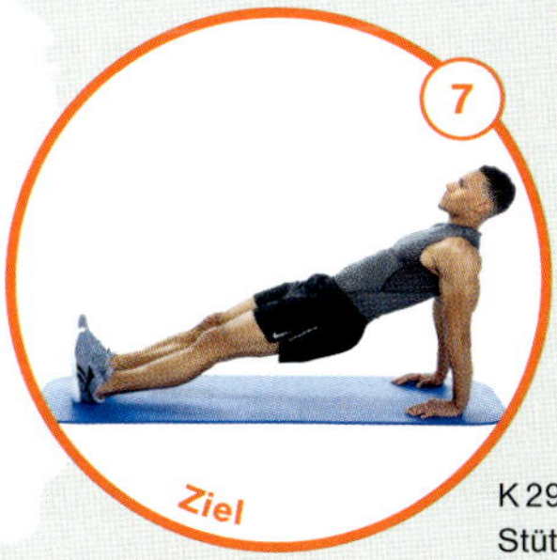

K 29: Rückwärtiger Stütz

WORKOUT 3:
Core Intensiv – Maximale Rumpfkraft

Dieses intensive Workout ist ideal, wenn du bereits Erfahrung im Core-Training hast und deine Kraft sowie deine Ganzkörperstabilität deutlich steigern möchtest. Die Übungen fordern deinen gesamten Rumpf heraus – für eine starke, belastbare und leistungsfähige Körpermitte. Achte besonders auf eine saubere Technik.
Wenn du dich verspannt fühlst, wärme dich vorher kurz auf (z. B. Mobilisation der Wirbelsäule).
Fühlst du dich bereit und energiegeladen, kannst du direkt starten.

Schwierigkeitsgrad: schwer
Sätze: 2–3
Dauer je Übung / Wiederholungen: 40–60 Sek. (10–15 Wdh.) oder 60–80 Sek. (15–20 Wdh.)

ÜBUNGEN IM ÜBERBLICK

	Zielbereich	Übung	Seite
1	Vorderer Rumpf	K 2: Unterarm- und Handstütz im Wechsel	73
	Alternative	K 14: Knieheben im Hang	85
2	Seitlicher Rumpf	K 19: Rumpfrotation am Boden (Füße hoch)	90
3	Hinterer Rumpf	K 29: Rückwärtiger Stütz (optional intensiviert)	100
4	Vorderer Rumpf	K 12: Klappmesser	83
	Alternative	K 9: Sit-up – intensive Variante	80
5	Seitlicher Rumpf – links	K 18: Rotation im Seitstütz (links)	89
	Alternative	K 17: Seitstütz (links) – intensive Variante	88
6	Seitlicher Rumpf – rechts	K 18: Rotation im Seitstütz (rechts)	89
	Alternative	K 17: Seitstütz (rechts) – intensive Variante	88
7	Hinterer Rumpf	K 25: Körperanheben in Bauchlage (optional intensiviert)	96
	Alternative	K 30: Kreuzheben mit Band	101

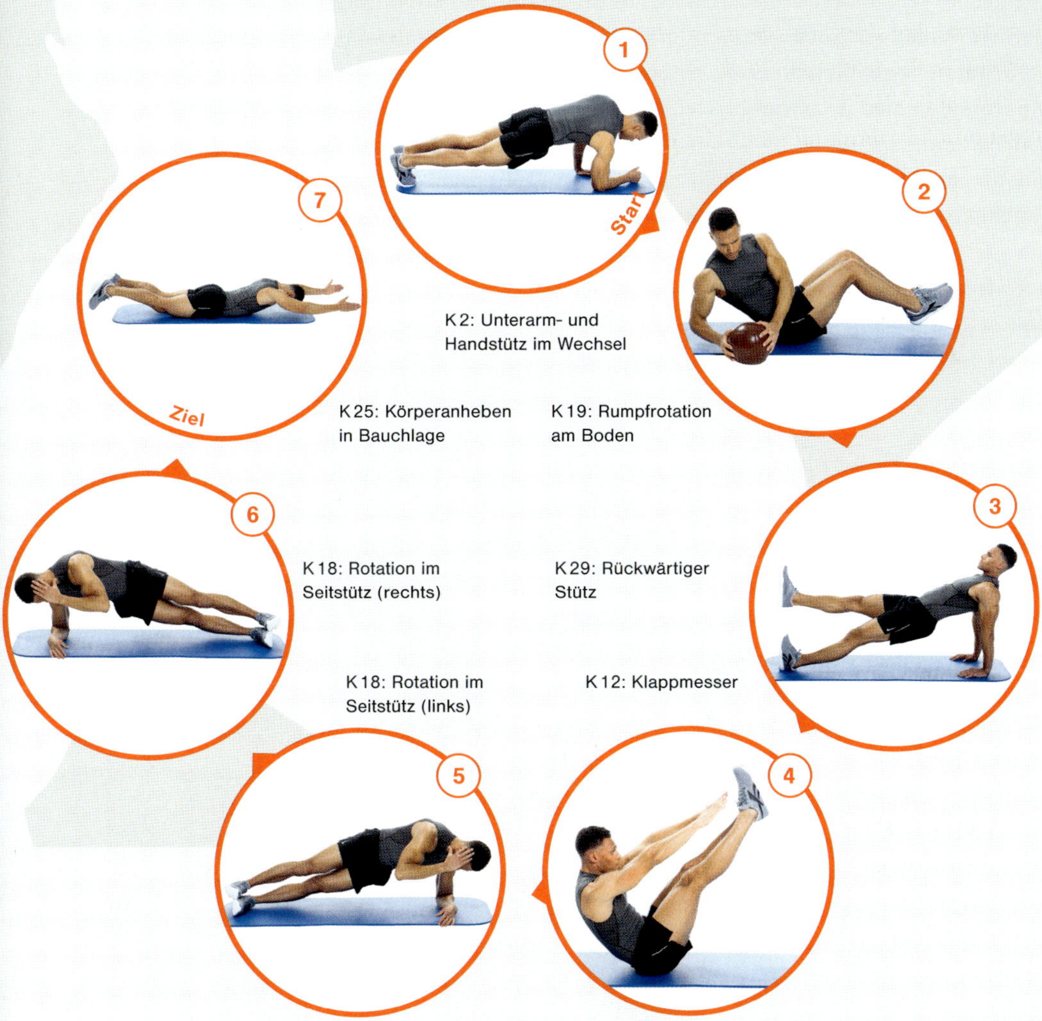
1
Start
K 2: Unterarm- und Handstütz im Wechsel
2
K 19: Rumpfrotation am Boden
3
K 29: Rückwärtiger Stütz
4
K 12: Klappmesser
5
K 18: Rotation im Seitstütz (links)
6
K 18: Rotation im Seitstütz (rechts)
7
K 25: Körperanheben in Bauchlage
Ziel

WORKOUT 4:

Core Intensiv mit Hilfsgeräten – Mehr Effekt

Dieses intensive Workout richtet sich an alle, die bereits sicher im Core-Training sind und mit Hilfsgeräten wie Gymball oder Widerstandsband einen zusätzlichen Trainingsreiz setzen möchten. Durch die instabile Unterlage und die erhöhte Belastung wird die tiefe Rumpfmuskulatur besonders stark aktiviert – ideal, um Kraft, Kontrolle und Stabilität auf das nächste Level zu bringen.
Die Übungen sind anspruchsvoll und nur sinnvoll, wenn du die Positionen sauber stabilisieren kannst.
Bist du verspannt, wärme dich vorher kurz auf (z. B. Mobilisation der Wirbelsäule).
Fühlst du dich stabil und fokussiert, kannst du direkt starten.

Schwierigkeitsgrad: schwer
Sätze: 2–3
Dauer je Übung / Wiederholungen: 40–60 Sek. (10–15 Wdh.) oder
60–80 Sek. (15–20 Wdh.)

ÜBUNGEN IM ÜBERBLICK

	Zielbereich	Übung	Seite
1	Vorderer Rumpf	K 14: Knieheben im Hang (intensiv)	85
	Alternative A	K 11: Beinheben am Boden mit Band	82
	Alternative B	K 13: Beinanziehen im Liegestütz	84
2	Seitlicher Rumpf	K 21: Diagonale Rotation im Stand (von links)	92
3	Seitlicher Rumpf	K 21: Diagonale Rotation im Stand (von rechts)	92
4	Hinterer Rumpf	K 28: Rückenstrecker im Stand	99
5	Vorderer Rumpf	K 15: Einrollen mit Band	86
	Alternative A	K 4: Crunch auf Gymball	75
	Alternative B	K 3: Crunch mit Band	74
6	Seitlicher Rumpf – links	K 22: Seitneigen auf Gymball (nach links)	93
	Alternative	K 23: Seitneigen mit Band (nach links)	94
7	Seitlicher Rumpf – rechts	K 22: Seitneigen auf Gymball (nach rechts)	93
	Alternative	K 23: Seitneigen mit Band (nach rechts)	94
8	Hinterer Rumpf	K 27: Oberkörperanheben auf Gymball	98
	Alternative	K 30: Kreuzheben mit Band	101

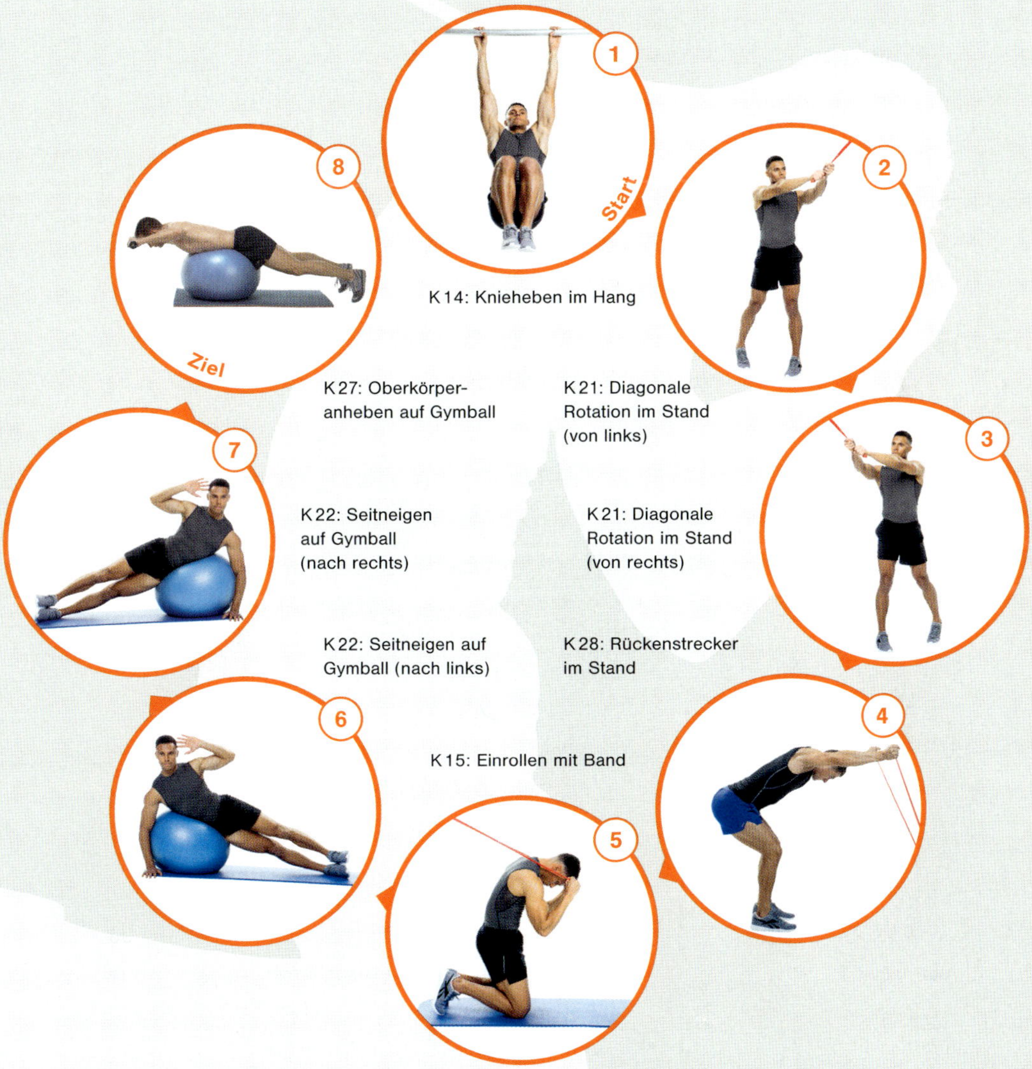
1
Start
K 14: Knieheben im Hang
2
K 21: Diagonale Rotation im Stand (von links)
3
K 21: Diagonale Rotation im Stand (von rechts)
4
K 28: Rückenstrecker im Stand
5
K 15: Einrollen mit Band
6
K 22: Seitneigen auf Gymball (nach links)
7
K 22: Seitneigen auf Gymball (nach rechts)
8
K 27: Oberkörper-anheben auf Gymball
Ziel

WORKOUT 5:
Wirbelsäulen-Mobilität – Frei bewegen und besser stabilisieren

Mit diesem Workout mobilisierst du deine gesamte Wirbelsäule – von der Hals- bis zur Lendenwirbelsäule. Eine geschmeidige Wirbelsäule ist die Grundlage für eine stabile Körpermitte: Je freier sie sich bewegen kann, desto leichter fällt dir anschließend das Krafttraining für den Core.
Führe alle Bewegungen langsam, kontrolliert und schmerzfrei aus. Vergrößere den Bewegungsumfang langsam, sodass es sich angenehm und natürlich anfühlt. Ziel ist nicht, möglichst große Positionen mit Kraft zu erzwingen, sondern ein sanftes Lösen, Lockern und ein angenehmes Bewegungsgefühl.

Schwierigkeitsgrad: mittel
Sätze: 1–2
Wiederholungen je Übung: 5–10 pro Seite / pro Richtung

ÜBUNGEN IM ÜBERBLICK

	Zielbereich	Übung	Seite
1	Halswirbelsäule	M 1: Kinnschieben vor und zurück	103
2	Nacken	M 2: Seitliches Kopfneigen	103
3	Brustwirbelsäule	M 3: Rücklehnen auf der Hartschaumrolle	104
	Alternative	M 4: Oberkörper einrollen und aufrichten im Stand	104
4	Wirbelsäule gesamt	M 5: Rücken runden und senken im Vierfüßlerstand	105
5	Wirbelsäule gesamt	M 6: Rotation im Vierfüßlerstand	105
6	Lendenwirbelsäule	M 8: Beckenkippen in Rückenlage	106
	Alternative	M 7: Beckenkippen im Stand	106
7	Lendenwirbelsäule	M 9: Gebeugtes Beinsenken in Rückenlage	107
8	Wirbelsäule gesamt	M 10: Rotation in Seitenlage	107

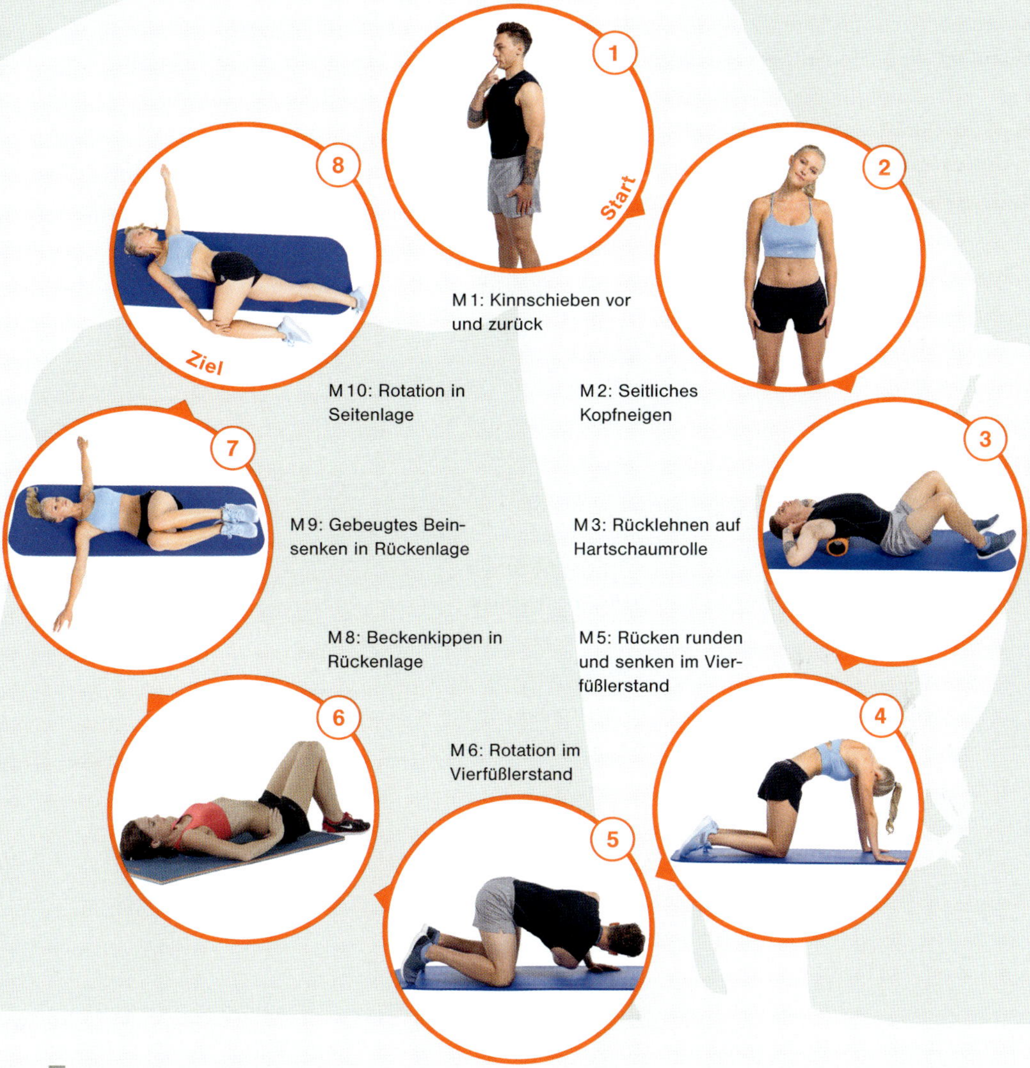

Wichtig:
Bei Rotationsübungen:
Führe die Bewegung in beide Richtungen aus.

WORKOUT 6:

Ganzkörper-Dehnen – Flexible Muskulatur von Kopf bis Fuß

Mit diesem Workout dehnst du den ganzen Körper. Der Ablauf erfolgt von oben nach unten – vom Nacken bis zu den Beinen. Dieses Workout eignet sich sowohl als eigenständiges Dehnprogramm als auch als Abschluss nach dem Krafttraining.
Wendest du es im Aufwärmen an, genügt ein Übungssatz mit verkürzter Haltedauer.

Schwierigkeitsgrad: leicht
Sätze: 2–3
Dehndauer je Übung: 20–60 Sekunden

ÜBUNGEN IM ÜBERBLICK

	Zielbereich	Übung	Seite
1	Nacken	D 1: Kopfneigen zur Seite	109
2	Brust	D 2: Brustvorschieben	109
3	Schulter	D 3: Seitliches Armschieben	110
4	Schulter und Trizeps	D 4: Handgreifen hinter dem Rücken	110
5	Oberschenkel vorne	D 7: Rückwärtiges Fersenanziehen	112
6	Oberschenkel innen	D 5: Kniesenken	111
	Alternative	D 6: Grätschstand	111
7	Beine hinten	D 8: Gestrecktes Beinanziehen	112
8	Gesäß und Rumpf	D 9: Körperdrehung im Sitz	113
	Alternative	D 10: Körperdrehung in Seitenlage	113

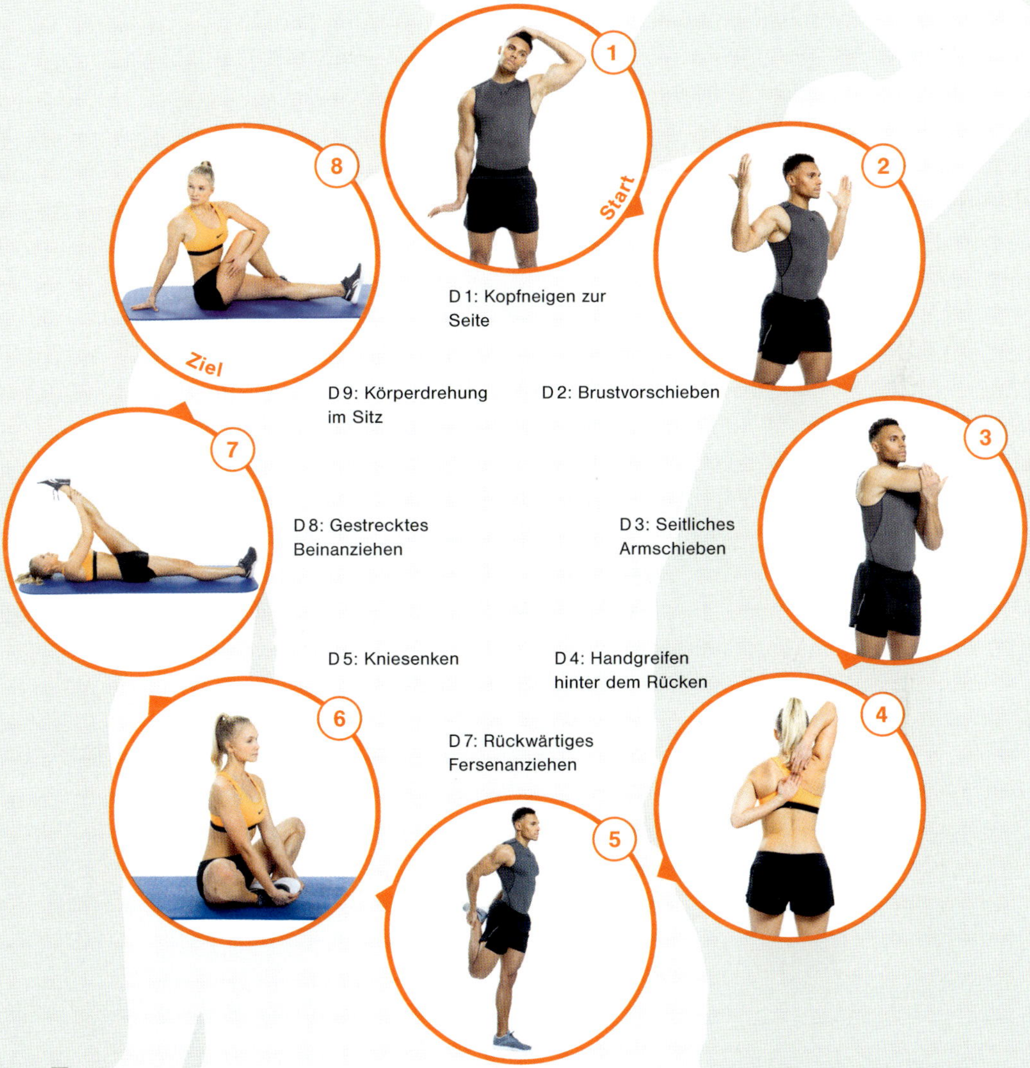

Wichtig:
Bei einseitigen Übungen: Führe die Dehnung zu beiden Seiten aus.

WORKOUT 7:

Rollmassage – Verspannungen im ganzen Körper lösen

Mit diesem Workout löst du Spannungen in den wichtigsten Muskel- und Faszienbereichen des Körpers – von den Füßen bis zum Nacken. Die Reihenfolge führt dich systematisch von unten nach oben durch alle häufig betroffenen Zonen.

Schwierigkeitsgrad: leicht-mittel
Rollwiederholungen je Übung: 5–10 je Bereich

ÜBUNGEN IM ÜBERBLICK

	Übung	Seite
1	R 1: Füße	115
2	R 2: Waden	115
3	R 3: Rückseiten der Oberschenkel	116
4	R 4: Außenseiten der Oberschenkel	116
5	R 5: Vorderseiten der Oberschenkel	117
6	R 6: Innenseiten der Oberschenkel	117
7	R 7: Gesäß	118
8	R 8: Unterer Rücken	118
9	R 9: Oberer Rücken	119
10	R 10: Nacken	119

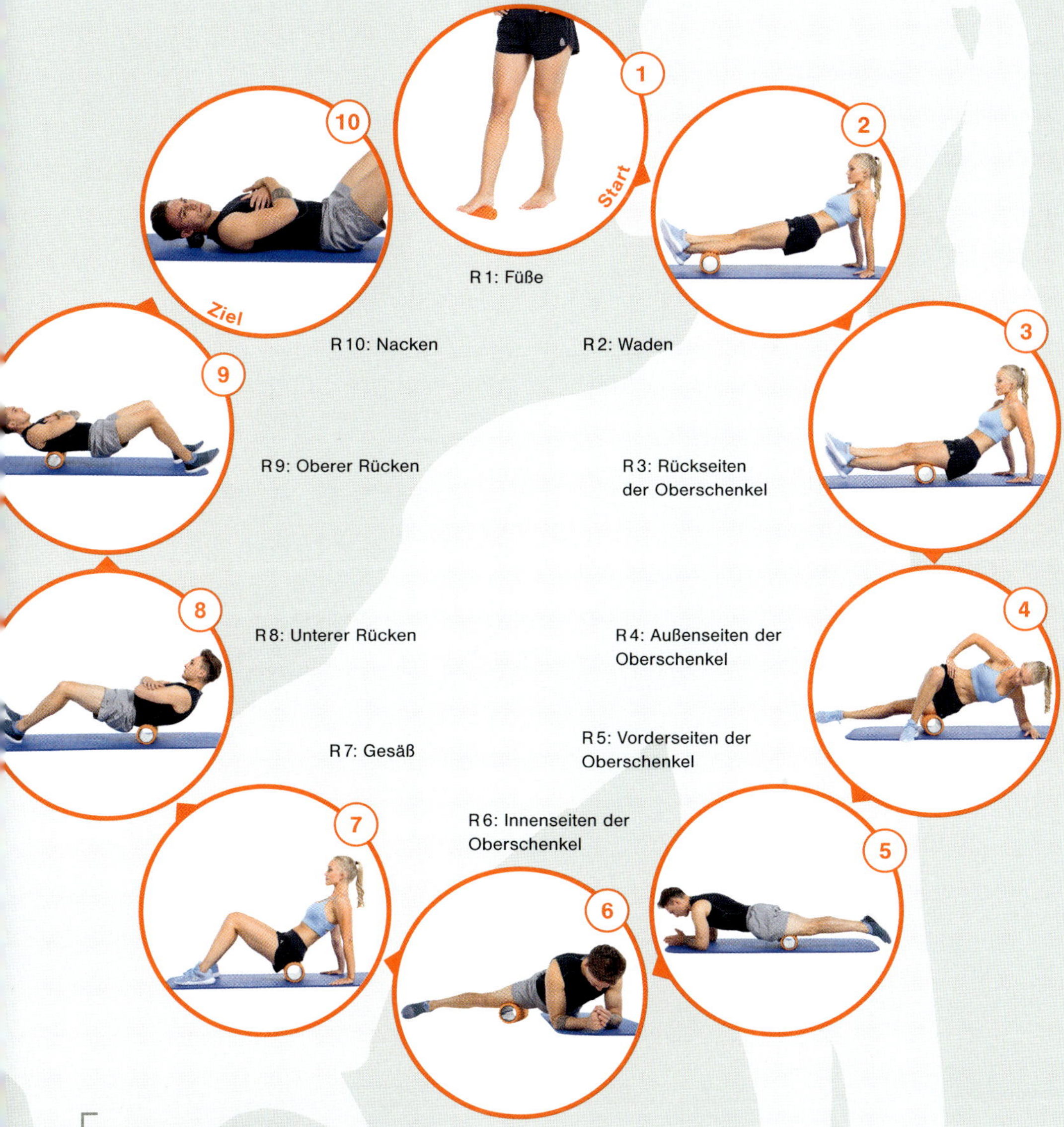

Wichtig:
Bei einseitigen Übungen:
Rolle auf beiden Seiten.

WORKOUT 8:

Morgen-Routine – Aktiv und beweglich in den Tag

Mit dieser Morgenroutine mobilisierst du die Wirbelsäule, aktivierst den Core und startest kraftvoll, aber gelenkschonend in den Tag. Alle Übungen sind bewusst sanft gewählt, da der Körper nach dem Schlaf noch steif sein kann. Führe die Bewegungen ruhig, kontrolliert und im natürlichen Atemrhythmus aus.
Am Schluss kannst du nach Bedarf die rückwärtige Beinmuskulatur dehnen – mit »D 8: Gestrecktes Beinanziehen«.

Schwierigkeitsgrad: leicht
Sätze: 1
Dauer je Übung: 45–60 Sek. (15 Sek. Pause zwischen den Übungen)

ÜBUNGEN IM ÜBERBLICK

	Zielbereich	Übung	Seite
1	Halswirbelsäule	M 1: Kinnschieben vor und zurück	103
2	Wirbelsäule gesamt	M 5: Rücken runden und senken	105
3	Wirbelsäule gesamt	M 6: Rotation im Vierfüßlerstand (links und rechts)	105
4	Vorderer Rumpf	K 1: Unterarmstütz	72
5	Hinterer Rumpf	K 24: Diagonales Strecken im Vierfüßlerstand	95
6	Seitlicher Rumpf – links	K 16: Körperanheben nach links in rechter Seitenlage	87
	Alternative	K 17: Seitstütz links – leichte Variante (Knie)	88
7	Seitlicher Rumpf – rechts	K 16: Körperanheben nach rechts in linker Seitenlage	87
	Alternative	K 17: Seitstütz rechts – leichte Variante (Knie)	88
8	Vorderer Rumpf	K 3: Crunch	74
9	Hinterer Rumpf	K 25: Körperanheben in Bauchlage (leichte Variante)	96

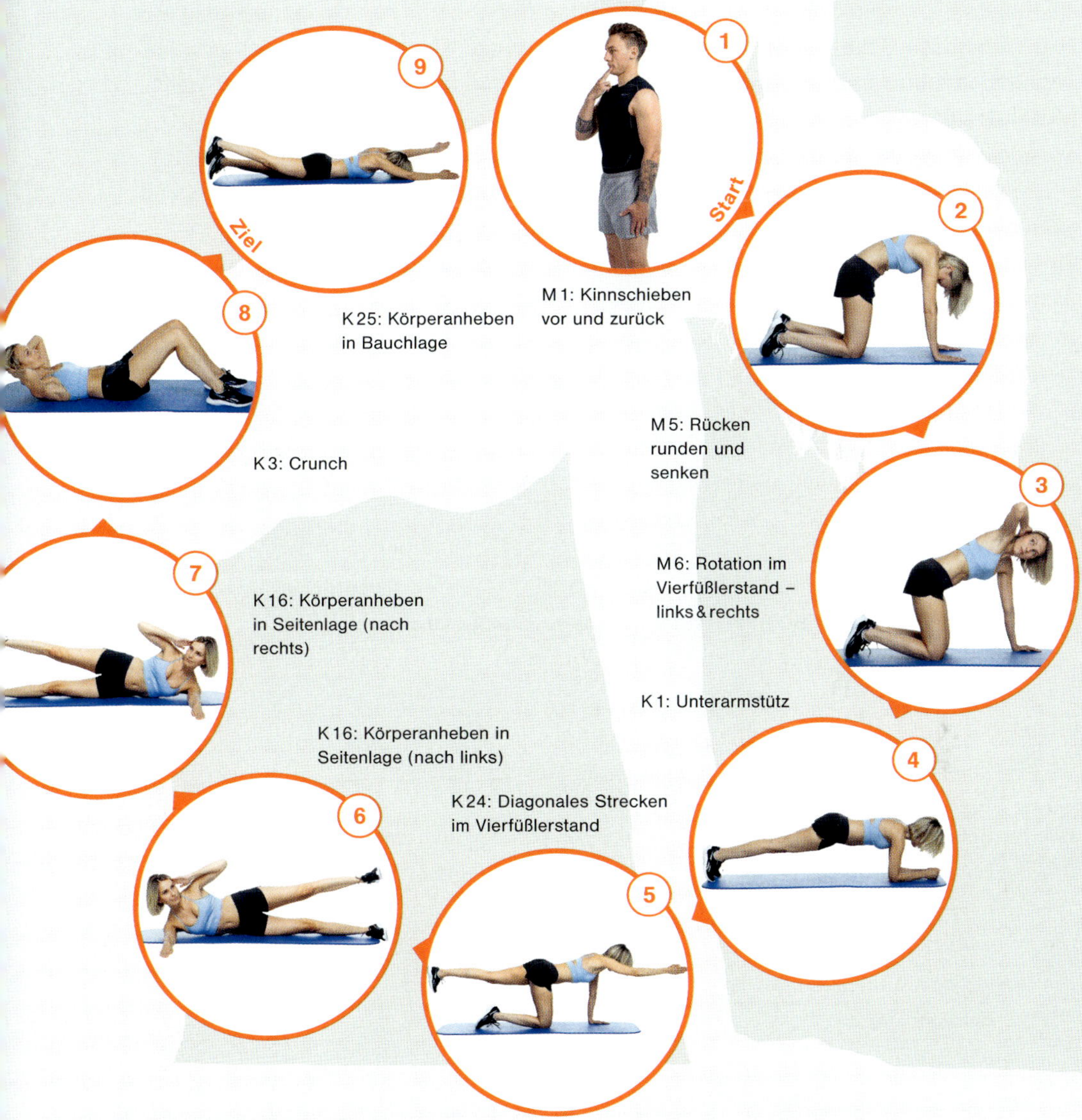
1
Start
M 1: Kinnschieben vor und zurück
2
M 5: Rücken runden und senken
3
M 6: Rotation im Vierfüßlerstand – links & rechts
4
K 1: Unterarmstütz
5
K 24: Diagonales Strecken im Vierfüßlerstand
6
K 16: Körperanheben in Seitenlage (nach links)
7
K 16: Körperanheben in Seitenlage (nach rechts)
8
K 3: Crunch
9
K 25: Körperanheben in Bauchlage
Ziel

WORKOUT 9:
Tages-Routine – Locker bleiben im Alltag

Diese kurze Tagesroutine gleicht typische Belastungen des Alltags aus – insbesondere langes Sitzen am Schreibtisch und einseitige Haltungen. Die Übungen mobilisieren die Wirbelsäule, lösen Spannungen im Nacken-, Rücken- und Rumpfbereich und aktivieren den Core, sodass du wieder aufrechter, konzentrierter und entspannter weiterarbeiten kannst.

Schon wenige Minuten bringen Bewegung in den Körper, öffnen den Brustkorb und reaktivieren Muskulatur, die im Sitzen weniger aktiv ist. Die Routine lässt sich flexibel überall durchführen – im Büro, im Homeoffice oder unterwegs.

Wichtig: Wähle die Übungen so, wie es zu deiner Tagesform und deinen Möglichkeiten passt. Falls du während der Pause nicht auf den Boden gehen kannst, nutze die Alternativen im Stand.

Zusätzlich können – je nach Bedarf – hilfreich sein:

- leichte Aktivierungen der Rumpfmuskulatur (z. B. Crunch-Variante, Oberkörperanheben)
- weitere Dehnübungen wie D 7: Fersenanziehen oder eine Hamstring-Dehnung im Stand
- zusätzliche Mobilisation von Schultern, Händen oder Brustwirbelsäule

Schwierigkeitsgrad: leicht
Sätze: 1–2
Dauer je Übung: Mobility und Dehnen je ca. 60 Sek. je Übung,
Atemübung 3–5 Minuten

ÜBUNGEN IM ÜBERBLICK

	Zielbereich	Übung	Seite
1	Halswirbelsäule	M 1: Kinnschieben vor und zurück	103
2	Nacken	M 2: Seitliches Kopfneigen	103
	Alternative	D 1: Kopfneigen zur Seite	109
3	Wirbelsäule	M 4: Oberkörper einrollen und aufrichten	104
4	Optional: Lendenwirbelsäule	M 7: Beckenkippen im Stand	106
5	Entspannung	A 1: Dreiecksatmung	121
	Alternative	A 2: Boxatmung	121

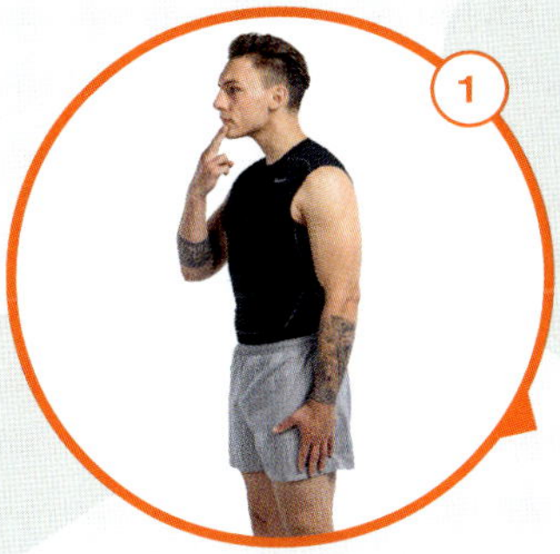

M 1: Kinnschieben vor und zurück

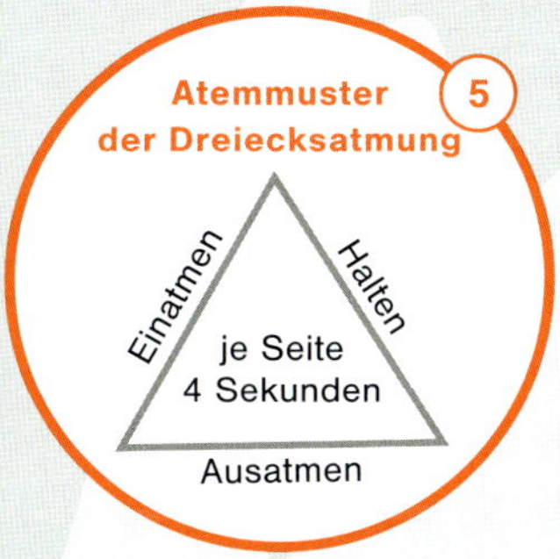

A 1: Dreiecksatmung
Nimm eine entspannte Haltung ein, in der du dich ganz auf deine Atmung konzentrieren kannst.

M 2: Seitliches Kopfneigen

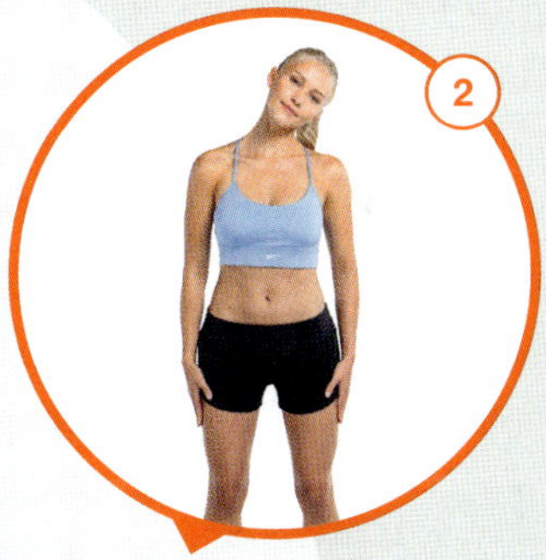

M 7: Beckenkippen im Stand (Optional)

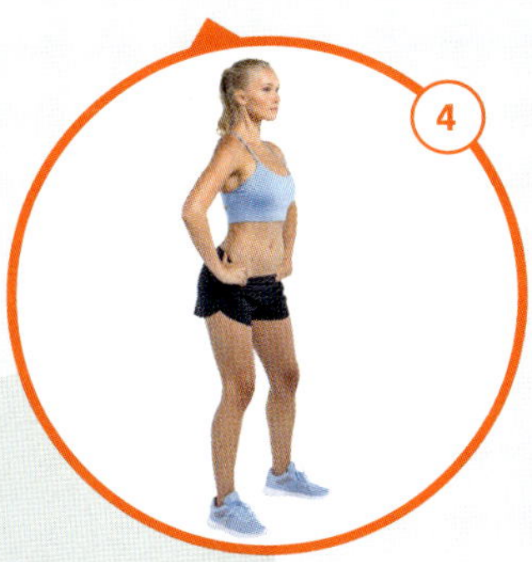

M 4: Oberkörper einrollen und aufrichten

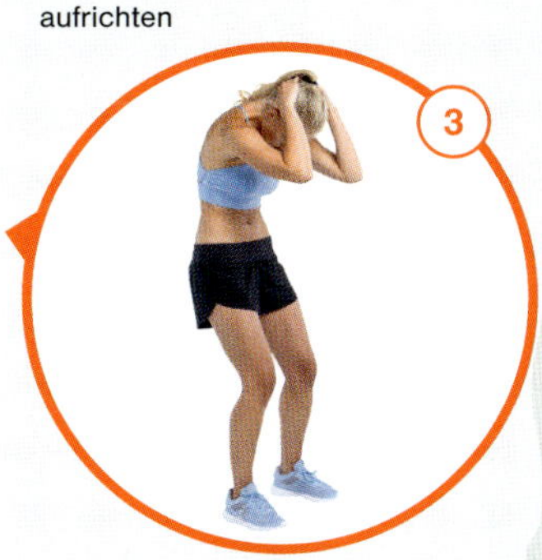

WORKOUT 10:
Abend-Routine – Entspannung und Regeneration für die Nacht

Diese Abendroutine hilft dir, körperliche und mentale Spannungen des Tages loszulassen. Durch sanfte Mobilisation, ruhiges Dehnen und eine abschließende Atem- oder Entspannungsübung beruhigt sich dein Nervensystem, die Muskulatur entspannt sich und dein Körper stellt sich auf einen erholsamen Schlaf ein.
Führe alle Bewegungen langsam, weich und ohne Kraft aus. Ziel ist nicht das Training, sondern Entlastung und Regeneration.

Schwierigkeitsgrad: leicht
Sätze: 1
Dauer je Übung: Dehnübungen ca. 60 Sekunden, Entspannung nach Bedarf

ÜBUNGEN IM ÜBERBLICK

	Zielbereich	Übung	Seite
1	Nacken	D 1: Kopfneigen zur Seite	109
2	Brust und Schultern	D 2: Brustvorschieben	109
3	Wirbelsäule	M 5: Rücken runden und senken (sehr langsam)	105
4	Rumpf und Gesäß	D 9: Körperdrehung im Sitz	113
	Alternative	D 10: Körperdrehung in Seitenlage	113
5	Hintere Beine	D 8: Gestrecktes Beinanziehen in Rückenlage	112
6	Entspannung	A 3: Tiefe Bauchatmung	122
	Alternative	A 4: Progressive Muskelentspannung	123
	Alternative	A 2: Boxatmung	121

A3: Tiefe Bauchatmung

- Durch Nase langsam und tief einatmen
- Den Atem kurz halten
- Langsam ausatmen und spüren, wie der Bauch sich senkt

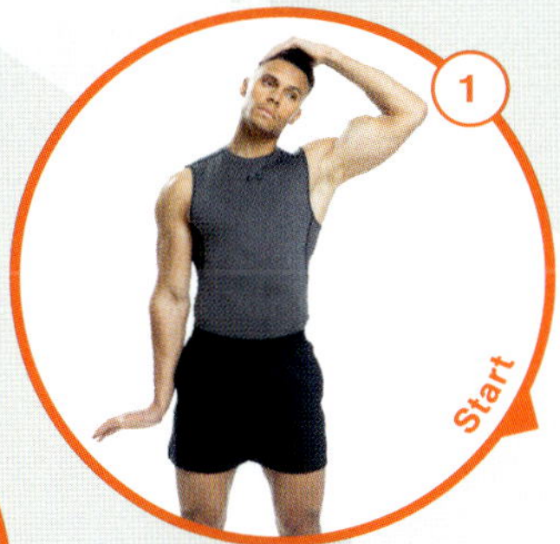

D1: Kopfneigen zur Seite

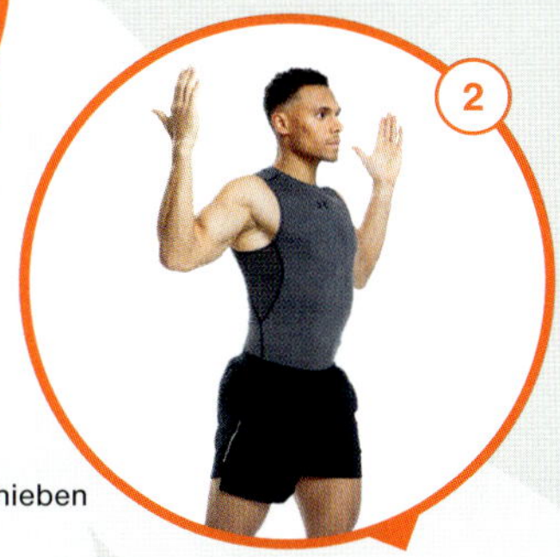

D2: Brustvorschieben

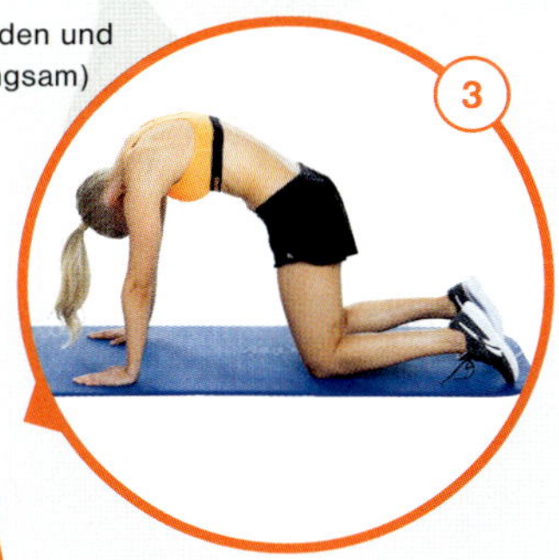

M5: Rücken runden und senken (sehr langsam)

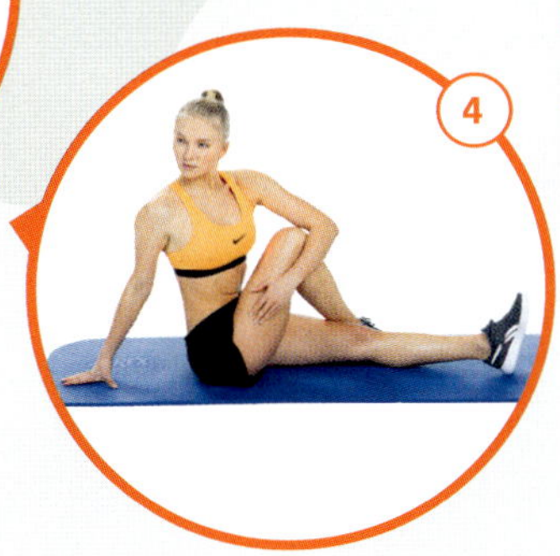

D9: Körperdrehung im Sitz

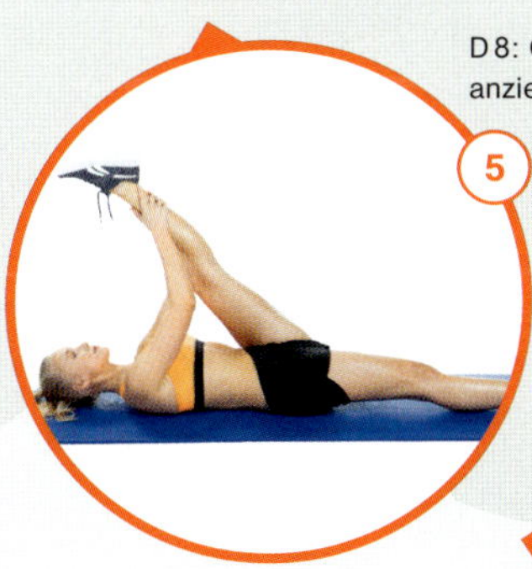

D8: Gestrecktes Bein-anziehen in Rückenlage

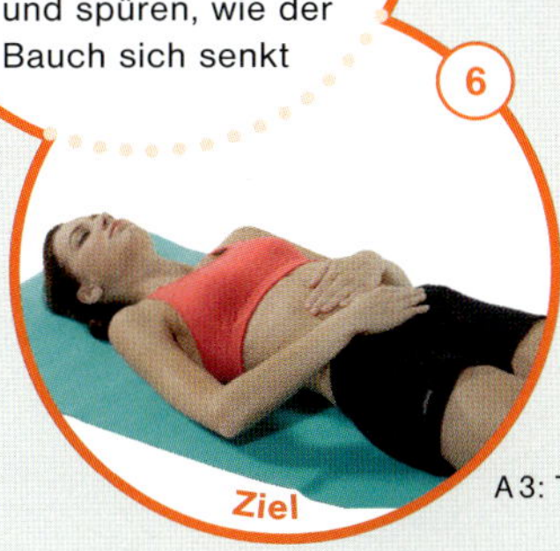

A3: Tiefe Bauchatmung

TEIL 4:
Übungen im Überblick

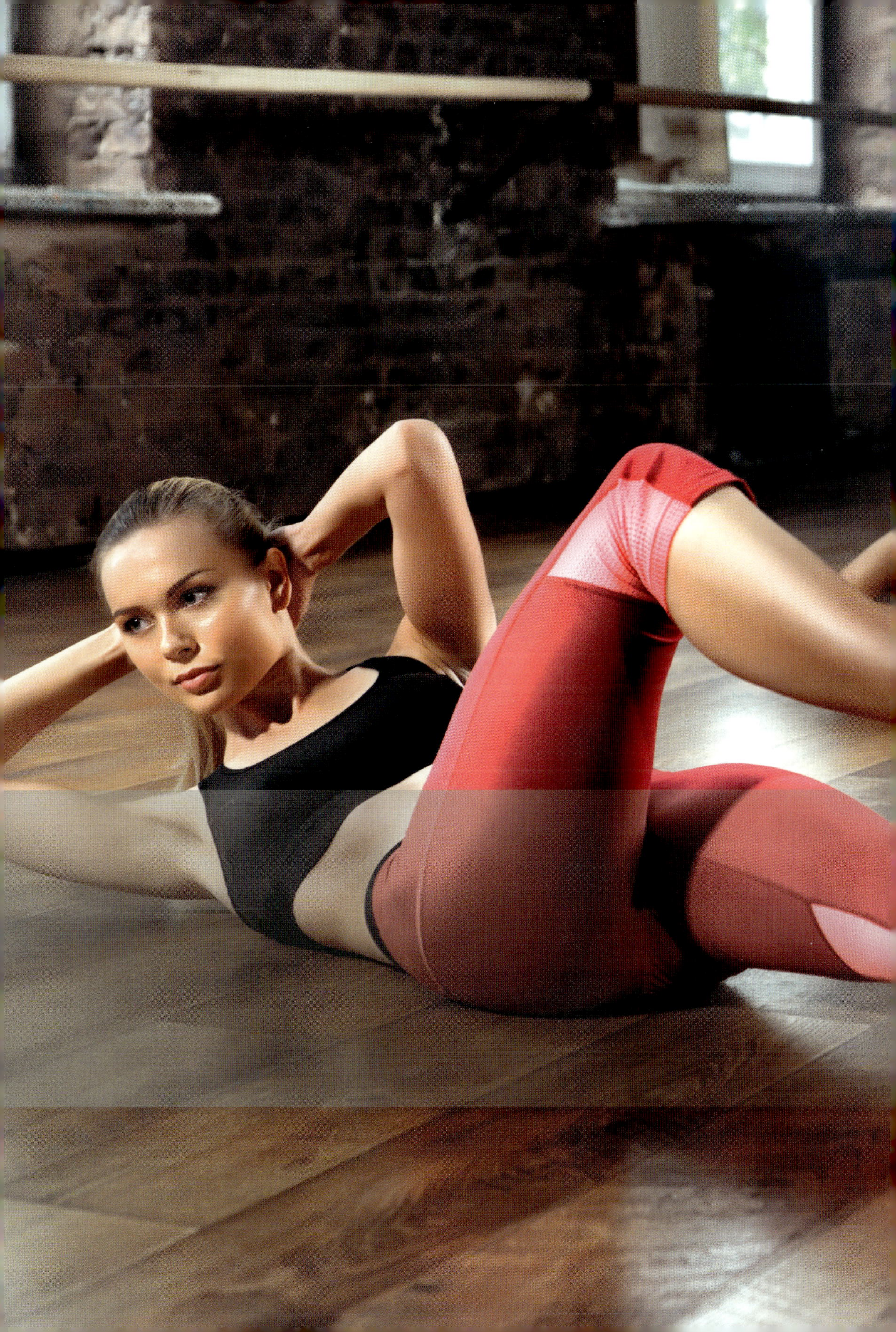

Kraftübungen

In den folgenden Seiten findest du die Kraftübungen, mit denen du den ganzen Körper wirkungsvoll trainierst. Den Bereich, den die Kraftübungen vorrangig kräftigen, findest du unter »Kräftigung« bei der Übungsbeschreibung.

INFO: Übungsdurchführung

Wiederhole die Übung so lange beziehungsweise so oft, wie es deinem Leistungsniveau entspricht und im Trainingsplan vorgesehen ist.
Intensiviere eine Übung erst dann, wenn du mehr als die geplante Wiederholungszahl (beziehungsweise Übungsdauer) technisch perfekt in angemessener Geschwindigkeit ausführen kannst.
Du musst immer beide Körperseiten kräftigen, auch wenn eine Übung nur zu einer Seite beschrieben ist.
Die Zeichen (++) und (+) verdeutlichen, ob eine Übung einen Muskel vorrangig kräftigt oder mitkräftigt.

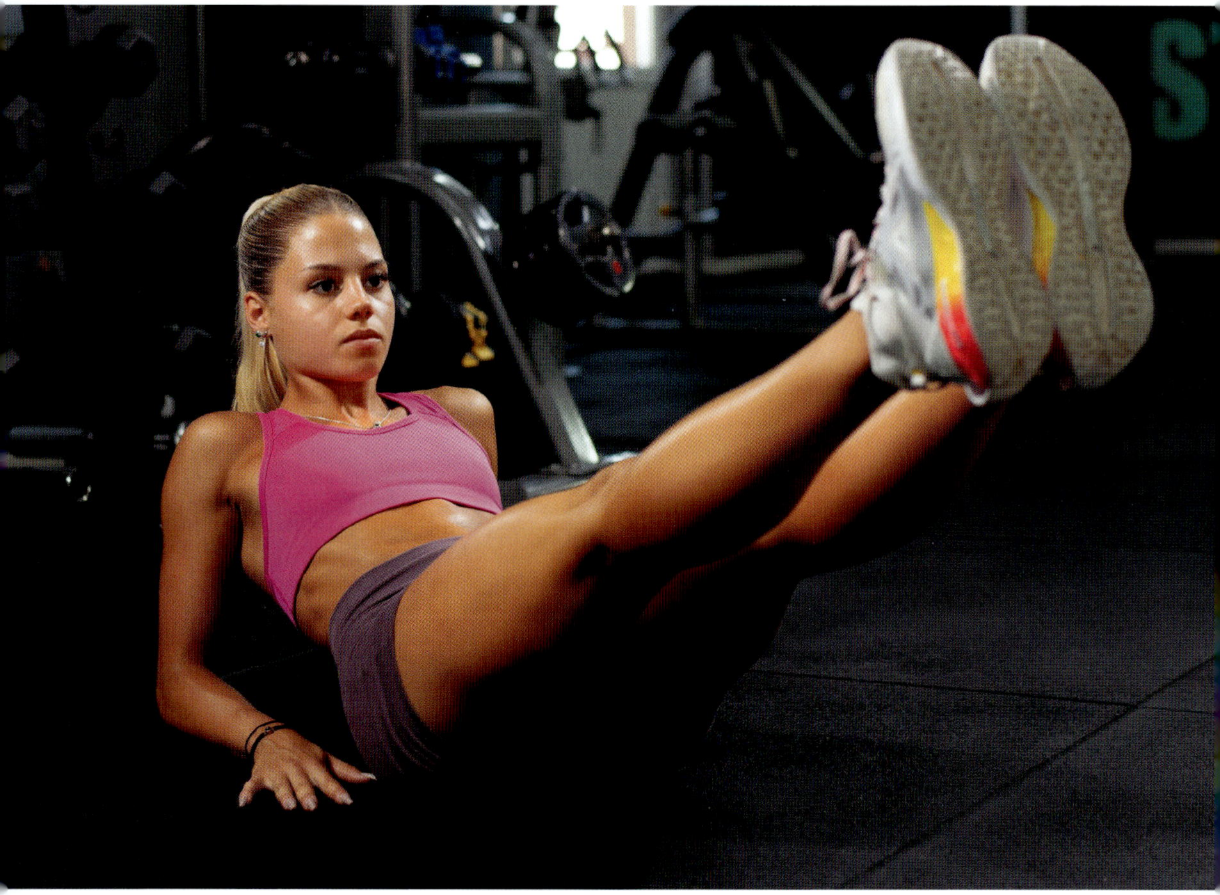

Trainiere intensiv, aber ohne Fehlstellungen und Schmerzen.

Trainingsprinzipien

Führe dein Krafttraining nach den folgenden Prinzipien aus.

• Stabile Position und passende Intensität

Beginne in einer stabilen Ausggangsposition, bei Standübungen mit aufrechtem Oberkörper. Aktiviere die Bauch- und die Gesäßmuskulatur und spanne die Schulterblätter nach hinten unten. Halte bei der Übungsdurchführung die Körperspannung aufrecht. Die Schultern sind auf gleicher Höhe und der Rücken ist gerade. Kontrolliere hin und wieder deine Übungsdurchführung vor einem Spiegel.
Wähle die Intensität so, dass du den vollständigen Bewegungsumfang der Übung ausführen kannst.

• Korrekte Technik

Konzentriere dich während des Trainings und achte auf eine korrekte Ausführung entsprechend der Übungsbeschreibung. Vermeide Ausweichbewegungen wie ein Verdrehen des Körpers, da dies nicht zu einem besseren Trainingsergebnis führt, sondern nur das Verletzungsrisiko erhöht. Falls du Ausweichbewegungen benötigst, um die geplante Wiederholungszahl oder die vorgesehene Intervalldauer einzuhalten, dann reduziere die Belastung.

• Ausgeglichenes Training

Führe dein Training ausgeglichen aus, d.h. trainiere die rechte und die linke Körperseite möglichst mit der gleichen Intensität. Kräftige eine Bewegungsrichtung (Muskelgruppe) mit der gleichen Satzzahl wie die Gegenbewegung (Gegenspieler).
Wenn du dein Training in unterschiedliche Workouts aufteilst, dann achte darauf, dass die Bewegungen im Wochenplan ausgeglichen vertreten sind. Grundlegend ist es, dass du alle im Buch als wichtig vorgestellten Bewegungsrichtungen beziehungsweise Körperbereiche mindestens einmal pro Woche trainierst.
Einseitiges Training sowie Verletzungen können dazu führen, dass sich Muskelungleichgewichte bilden und sich daraus eine schlechte Körperhaltung entwickelt. Solche Schwachstellen solltest du gezielt ausgleichen, da sie zu verringerter Leistungsfähigkeit führen und die Verletzungsgefahr erhöhen. Widme dich zuerst der schwächeren Körperseite. Führe für die schwächere Muskulatur über einige Wochen hinweg mehr Sätze oder sogar die doppelte Anzahl an Sätzen aus, bis sich wieder ein ähnliches Kraftverhältnis eingestellt hat.

• Intensives, schmerzfreies Training

Trainiere intensiv, aber ohne Schmerzen. Falls eine Übungsbewegung schmerzt, musst du die Übung abstoppen. Wenn der der Schmerz umgehend nachlässt, dann achte auf deine Körperhaltung und versuche die Übung erneut. Tritt der Schmerz wieder auf, wähle eine andere Übung für dieselbe Bewegungsrichtung oder fahre mit der nächsten Übung im Trainingsplan fort. Sollte der Schmerz jedoch auch im Ruhezustand nicht nachlassen, dann beende das Training und besprich dich mit einem Arzt.

K 1 Unterarmstütz

KRÄFTIGUNG

++ Rumpfmuskulatur, insbesondere die vordere Bauchmuskulatur

\+ Schulter-, Brust-, hintere Oberarm- und vordere Oberschenkelmuskulatur

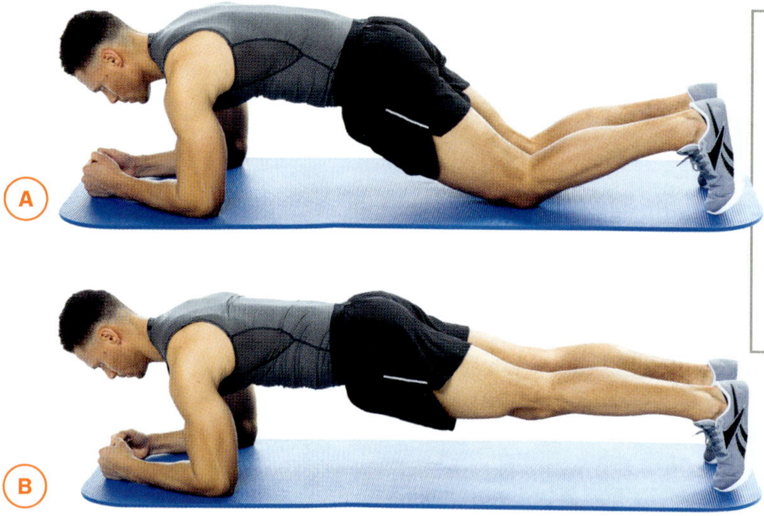

Der Bewegungsablauf.

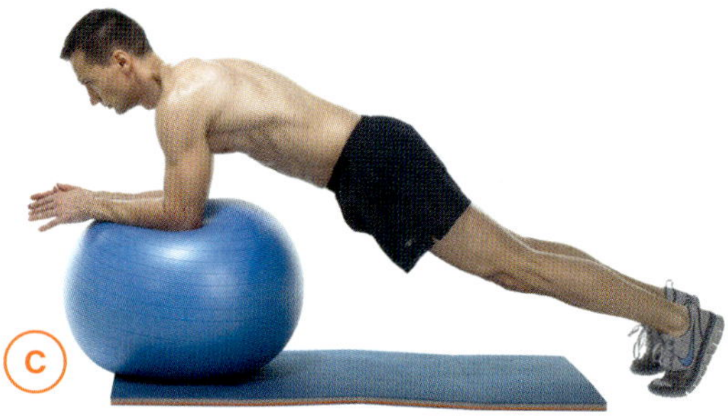

Die Intensivierung mit Gymball.

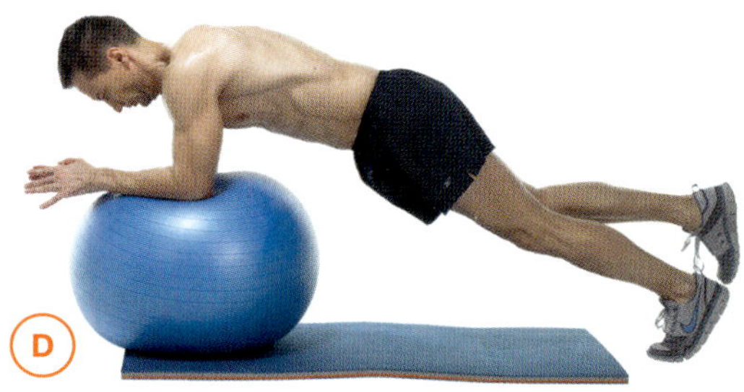

Die Intensivierung mit Beinheben.

SO GEHT'S

- Du befindest dich in Bauchlage. Die Zehen sind aufgestellt, die Unterarme liegen am Boden, die Ellbogen befinden sich unter den Schultergelenken (A).
- Drücke dich in den Unterarmstütz hoch, sodass Rücken, Becken und Oberschenkel eine gerade Linie bilden (B). Spanne Ellbogen und Füße zueinander, ohne sie zu bewegen, um die Bauchmuskulatur intensiv zu aktivieren.
- Halte die Position für 40–60 Sekunden. Atme dabei ruhig und gleichmäßig und spanne die Gesäßmuskulatur immer wieder nach.
- Achte darauf, die Rumpfspannung konstant zu halten, um ein Hohlkreuz zu vermeiden.

VARIANTEN

Du intensivierst die Übung, indem du einen Arm oder ein Bein anhebst.

Auch durch das Auflegen der Arme oder Füße auf einen Gymball kannst du die Übung intensivieren (C) und dies mit dem Anheben eines Arms oder Beins kombinieren (D).

K2 Unterarm- und Handstütz im Wechsel

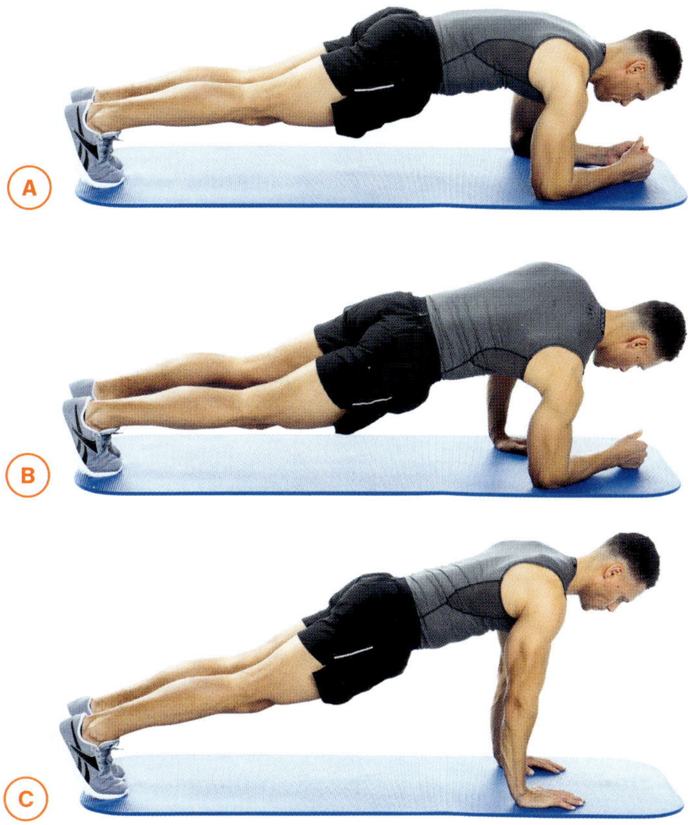

Der Bewegungsablauf.

KRÄFTIGUNG

++ Rumpfmuskulatur, insbesondere die vordere Bauchmuskulatur

\+ Schulter-, Brust-, hintere Oberarm- und vordere Oberschenkelmuskulatur

SO GEHT'S

- Du befindest dich im Unterarmstütz; der Rücken ist gerade und die Beine sind gestreckt. Die Ellbogen befinden sich unter den Schultern (A). Spanne die Bauch- und die Gesäßmuskulatur an.
- Stelle zuerst die linke Hand (B) und dann die rechte Hand (C) auf. So drückst du den Körper nach oben in den Handstütz.
- Halte die Position kurz, bevor du erst den linken und dann den rechten Unterarm aufstellst, um in die Ausgangsposition zurückzukommen. Danach wiederholst du die Übung.
- Halte den Rücken gerade und den Rumpf in Spannung. Atme dabei durchgehend gleichmäßig.
- Im nächsten Satz wechselst du die Startseite: Stelle zuerst die rechte Hand auf, um beide Seiten gleichmäßig zu trainieren.

VARIANTEN

Fortgeschrittene können die Übung intensivieren, indem sie einen Fuß durchgehend leicht anheben, um die Rumpf- und Beckenstabilität stärker zu fordern.

K 3 Crunch

KRÄFTIGUNG
++ vordere Bauchmuskulatur
+ seitliche Bauchmuskulatur

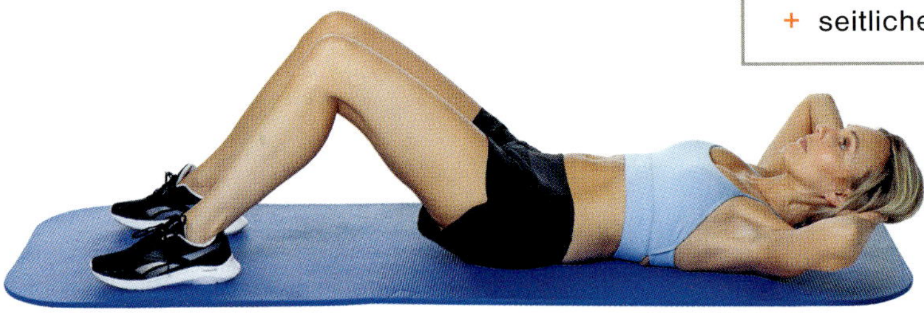

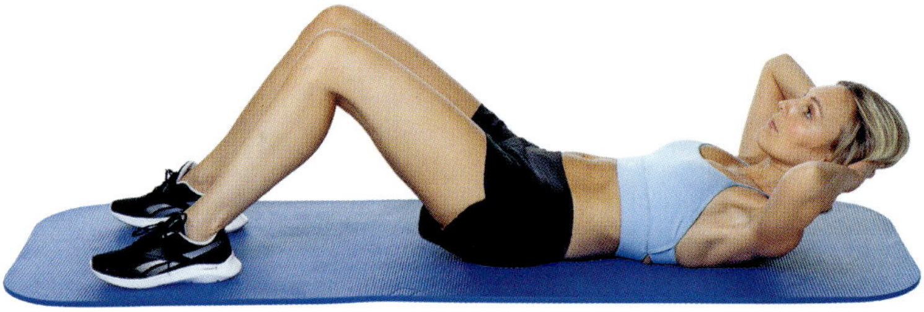

Der Bewegungsablauf.

SO GEHT'S

- Du liegst auf dem Rücken, die Füße sind aufgestellt und die Hände befinden sich an den Schläfen – ohne den Kopf abzustützen.
- Hebe den Kopf etwas an und ziehe das Kinn leicht zur Brust. Spanne die Bauch- und die Gesäßmuskulatur an und drücke die Füße fest auf den Boden auf, um die Position zu stabilisieren (A), und atme ein.
- Hebe den Oberkörper mit der Kraft der Bauchmuskulatur an (B) und atme dabei aus. Halte die Position kurz und erhöhe bewusst die Bauchspannung.
- Senke den Oberkörper langsam mit der Einatmung, ohne den Oberkörper vollständig abzulegen, damit die Bauchmuskulatur in Spannung bleibt. Dann wiederholst du die Übung.
- Achte darauf, beim Absenken kein Hohlkreuz einzunehmen. Spanne immer wieder die Bauch- und die Gesäßmuskulatur nach.

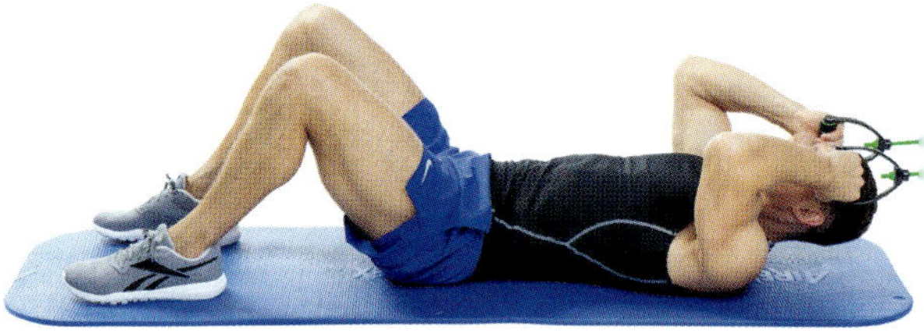

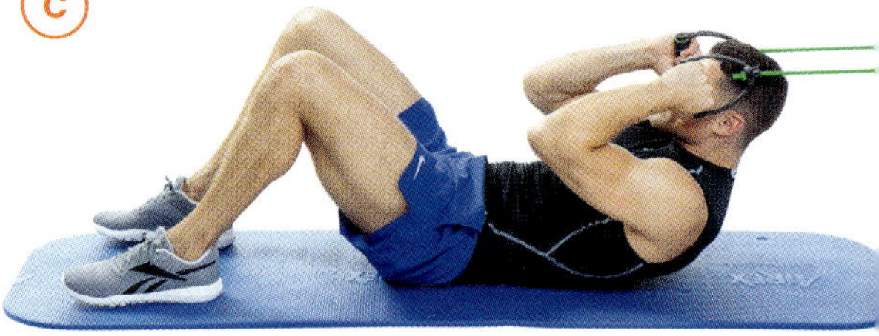

Der Intensivierung mit Band.

VARIANTEN

Du kannst den Crunch leicht nach rechts und links vorne ausführen, um die seitliche Bauchmuskulatur stärker zu aktivieren.
Zur Intensivierung kannst du ein Zusatzgewicht in den Händen halten oder ein Fitnessband mitziehen (C)–(D).

K 4 Crunch auf Gymball

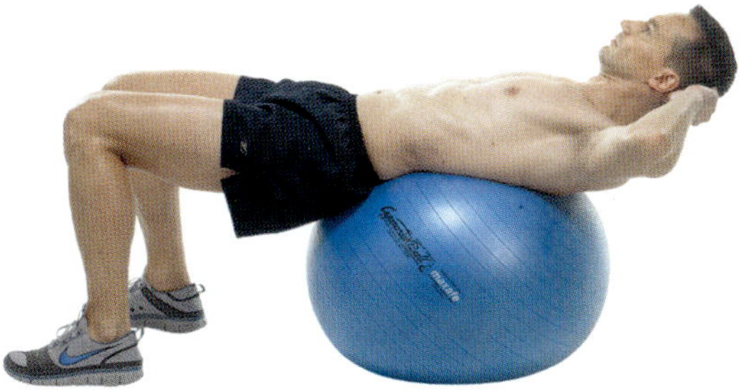

(A)

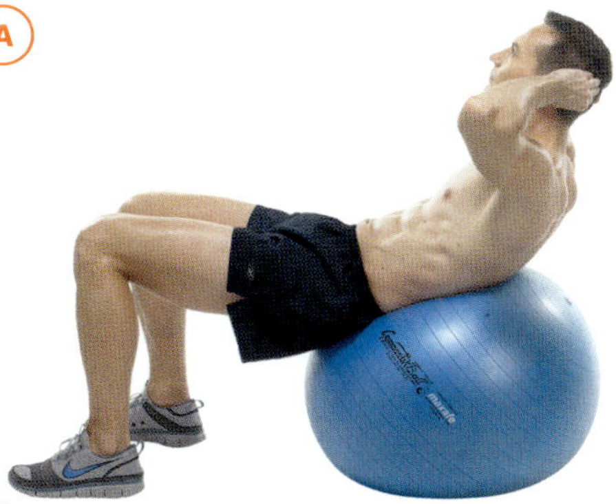

(B)

Die Ausgangs- und die Endposition.

SO GEHT'S

- Du liegst mit dem Rücken auf dem Gymball. Die Füße stehen fest auf dem Boden. Die Hände sind an den Schläfen, das Kinn ist leicht zur Brust gezogen.
- Spanne die Bauch- und die Gesäßmuskulatur an und drücke die Füße aktiv in den Boden, um die Position zu stabilisieren (A), und atme ein.
- Hebe den Oberkörper langsam mit der Ausatmung nach vorne. Halte kurz die Position und spanne die Bauchmuskulatur bewusst nach (B).
- Senke den Oberkörper kontrolliert in die Ausgangsposition zurück und atme ein. Dann wiederholst du die Übung.
- Achte durchgehend auf eine stabile Position des Balls.

KRÄFTIGUNG

++ vordere Bauchmuskulatur
\+ seitliche Bauch- und stabilisierende Rückenmuskulatur

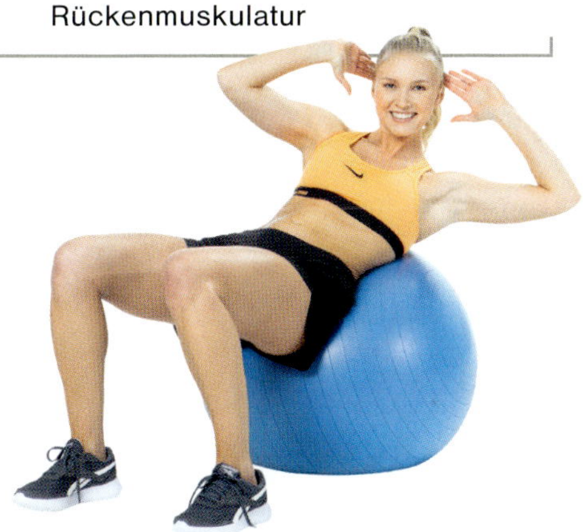

(C)

Die Variante schräg nach vorne

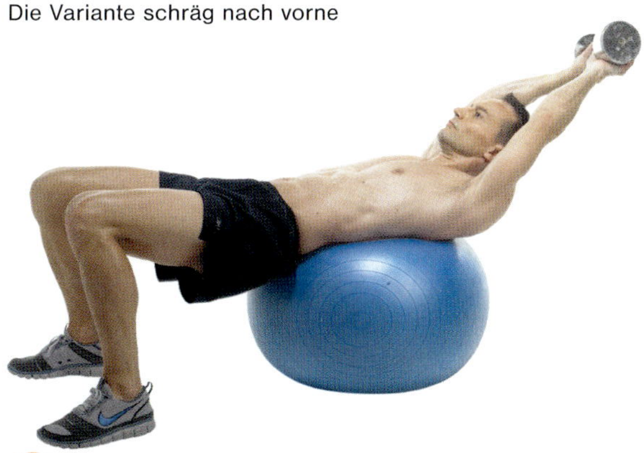

(D)

Die Intensivierung mit Zusatzgewicht.

VARIANTEN

Du kannst den Crunch schräg nach vorne ausführen (C), um die seitliche Bauchmuskulatur stärker zu aktivieren.
Fortgeschrittene können ein Zusatzgewicht in den Händen halten (D).
Alternativ kann der Oberkörper auch gerade nach oben angehoben werden.

K 5 Crunch mit Knieanziehen

KRÄFTIGUNG
++ vordere Bauchmuskulatur
\+ seitliche Bauchmuskulatur (stabilisierend)

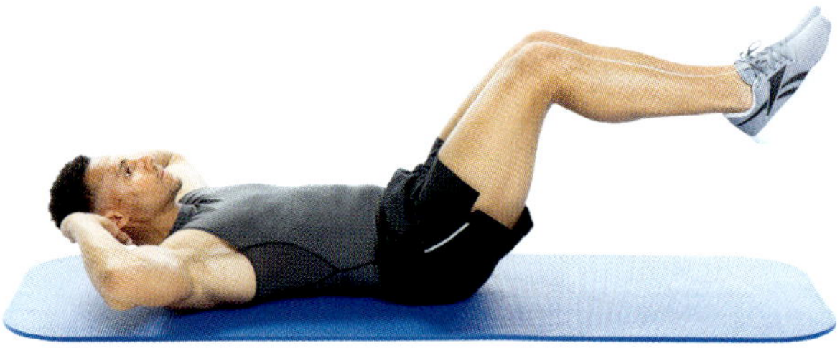
(A)

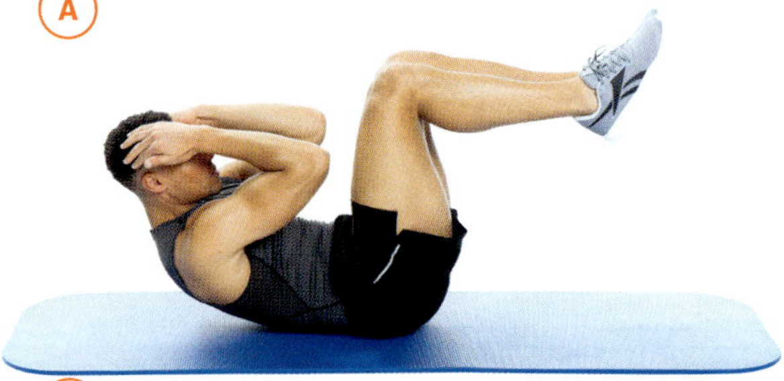
(B)

Die Ausgangs- und die Endposition.

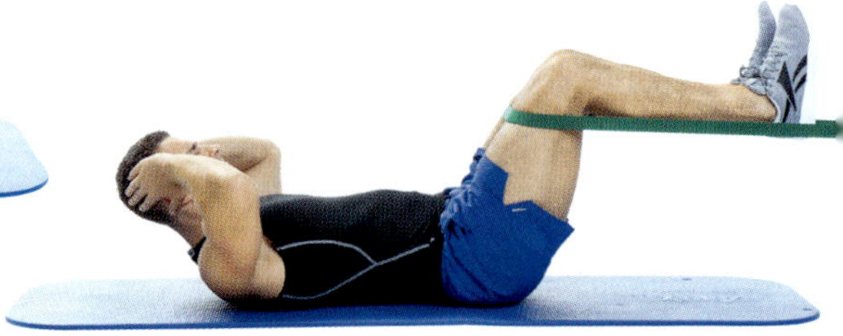
(C)

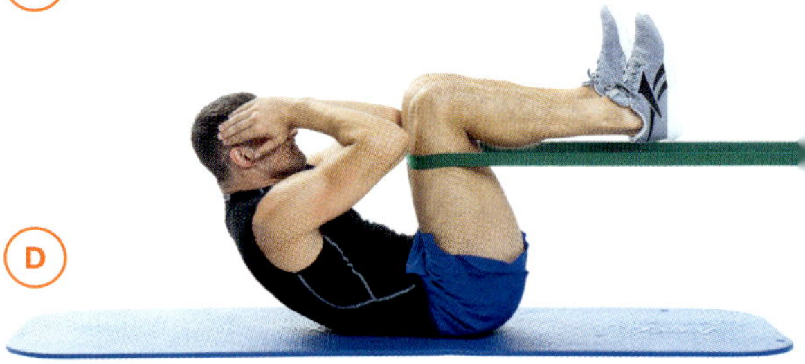
(D)

Die Intensivierung mit Fitnessband.

SO GEHT'S

- Du liegst auf dem Rücken, die Hände sind an den Schläfen. Das Kinn ist leicht zur Brust gezogen, die Beine sind in einem Winkel von weniger als 90 Grad angezogen in der Luft (A).
- Spanne die Bauch- und die Gesäßmuskulatur an, um die Position zu stabilisieren.
- Hebe den Oberkörper an und ziehe gleichzeitig die Knie weiter an (B), und atme dabei aus. Spanne die Bauchmuskulatur fest an und halte kurz die Position.
- Senke den Oberkörper und die Beine kontrolliert in die Ausgangsposition zurück, um die Übung zu wiederholen. Gleichzeitig atmest du ein.
- Achte darauf, dass du beim Absenken kein Hohlkreuz einnimmst. Spanne deshalb die Bauch- und die Gesäßmuskulatur bewusst nach.

VARIANTEN

Du intensivierst die Übung, indem du in der Ausgangsposition die Arme gestreckt neben den Ohren hältst und die Beine weiter in Richtung Boden führst.

Fortgeschrittene können mit einem Fitnessband intensivieren. Dieses wird an einem tiefen Anker befestigt und um die Knie gelegt, sodass das Knieanziehen gegen den Widerstand des Bandes erfolgt (C)–(D).

K 6 Diagonaler Crunch mit Knieanziehen

KRÄFTIGUNG

++ Rumpfmuskulatur, insbesondere die vordere und seitliche Bauchmuskulatur

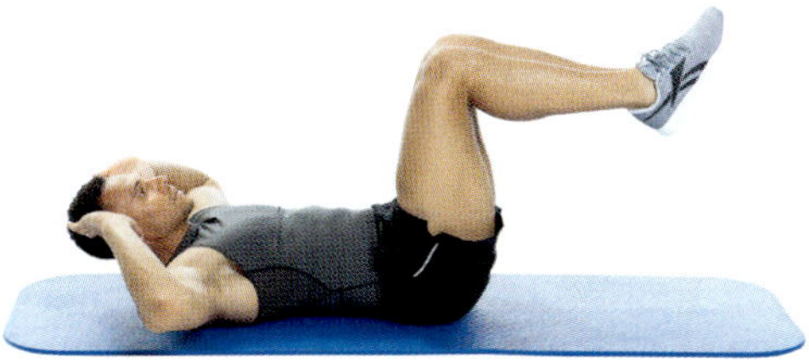

A

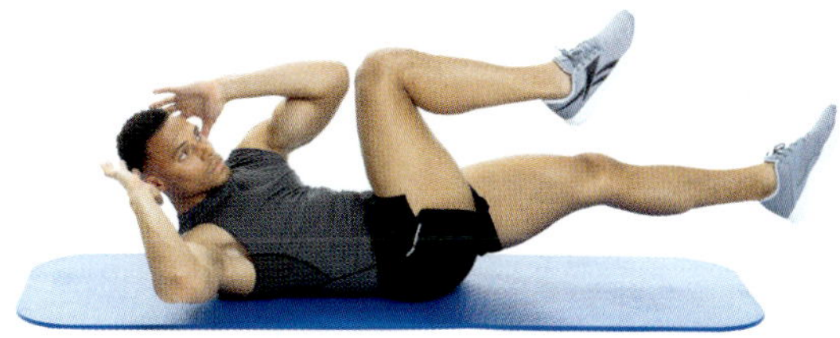

C

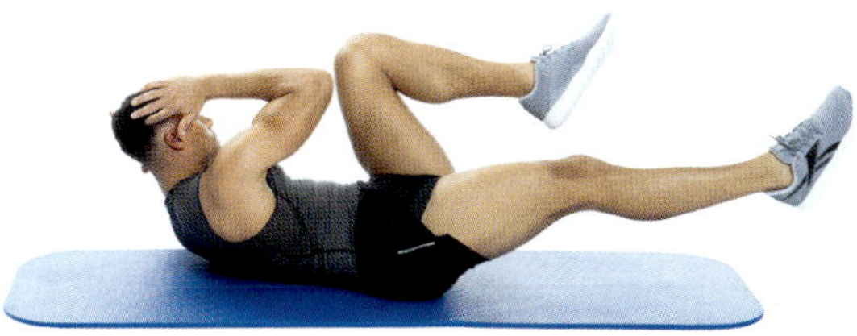

B Der Bewegungsablauf.

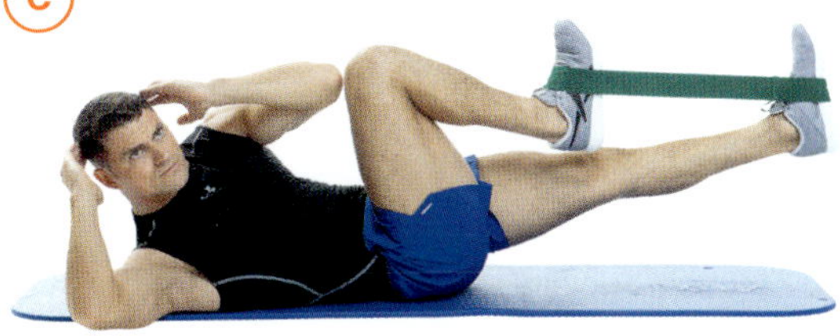

D Die Intensivierung mit Miniband.

SO GEHT'S

- Du liegst auf dem Rücken und hast die Beine gebeugt angehoben. Hebe den Oberkörper leicht an, die Hände befinden sich an den Schläfen, ohne den Kopf zu stützen.
- Ziehe das Kinn leicht an, drücke den unteren Rücken bewusst gegen den Boden (A) und atme ein.
- Richte den Oberkörper mit Ausatmung diagonal nach links auf und ziehe das linke Knie heran. Berühre mit dem rechten Ellbogen das linke Knie (B). Gleichzeitig streckst du das rechte Bein, ohne es abzulegen – ähnlich einer Tretbewegung. Halte kurz die Position.
- Bewege dich kontrolliert in die Ausgangsposition zurück und atme ein.
- Richte den Oberkörper mit Ausatmung diagonal nach rechts auf und ziehe das rechte Knie heran, sodass sich Ellbogen und Knie berühren. Dabei streckst du das linke Bein (C).
- Setze die Bewegung im Wechsel fort.
- Achte auf ein diagonales Anheben des Oberkörpers; du sollst nicht nur das Knie anziehen und den Ellbogen zur Seite drehen.

VARIANTEN

Übst du eher zügig, dann atme durchgehend gleichmäßig.

Einsteiger vereinfachen die Übung, indem sie die Beinbewegung verkleinern

Zur Intensivierung kannst du die Arme in der Ausgangsposition gestreckt neben den Kopf führen, Zusatzgewicht nutzen oder ein Miniband um die Füße spannen (D).

K7 Rückwärts-Crunch

KRÄFTIGUNG

++ vordere Bauchmuskulatur, insbesondere der untere Anteil

\+ seitliche Bauch- und untere Rückenmuskulatur

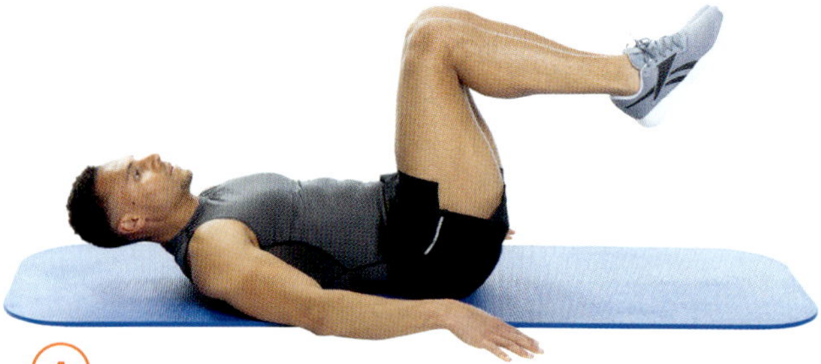

A

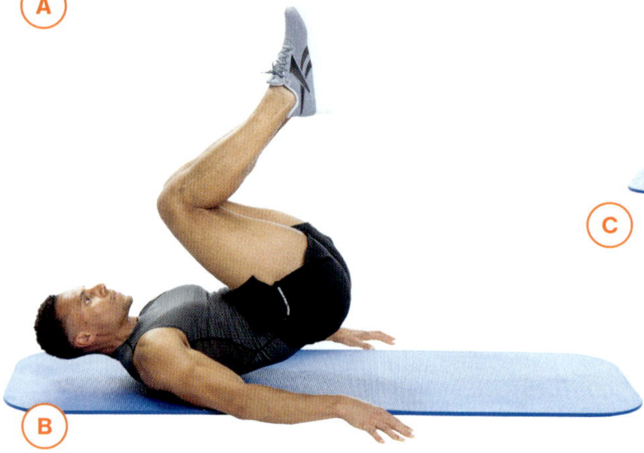

B

Die Ausgangs- und die Endposition.

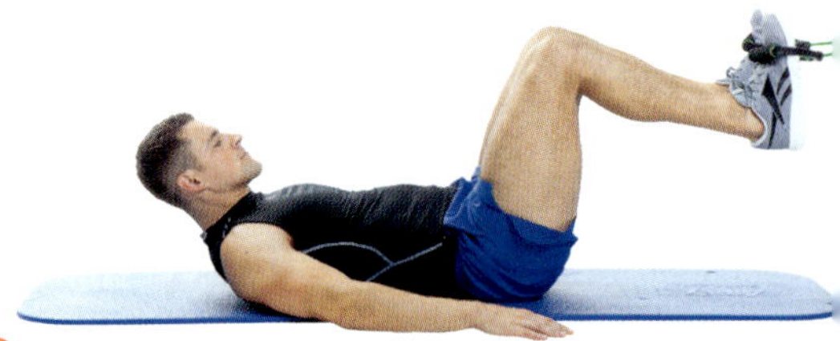

C

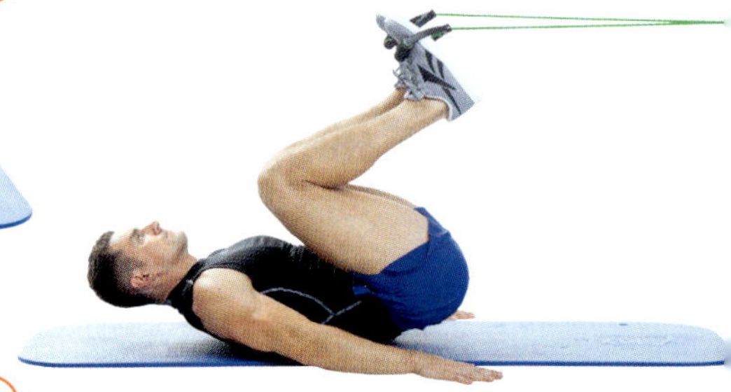

D Die Intensivierung mit Band.

SO GEHT'S

- Du befindest dich in Rückenlage. Die Beine sind angehoben, etwa im 90-Grad-Winkel oder etwas weniger. Die Handflächen liegen seitlich am Boden. Hebe den Kopf leicht an, ziehe das Kinn sanft zur Brust und atme ein (A).
- Ziehe die Knie mit Bauchmuskelkraft in Richtung Brust und rolle dabei das Becken kontrolliert nach oben ein (B), als würdest du dich »Einrollen«. Gleichzeitig atmest du aus. Die Hände können durch leichten Druck auf den Boden unterstützen. Halte kurz die hohe Position.
- Senke Knie und Becken kontrolliert mit Einatmung ab, um die Übung zu wiederholen.
- Führe die Übung nicht schnell aus, denn Ziel ist eine aktive Bewegung aus der Bauchmuskulatur, nicht das Hochziehen des Beckens mit Schwung. Achte darauf, beim Absenken kein Hohlkreuz einzunehmen.

VARIANTEN

Wenn deine Halswirbelsäule gut beweglich ist, kannst du den Kopf abgelegt halten – es darf dabei jedoch nicht zur Überstreckung kommen.

Fortgeschrittene können ein Fitnessband an einem tiefen Gegenstand befestigen und es um die Füße (C)–(D) oder Knie legen. Das Beinheben erfolgt dann gegen den Widerstand des Bandes.

K8 Unterstützter Sit-up

KRÄFTIGUNG
++ Rumpfmuskulatur, insbesondere die vordere Bauchmuskulatur

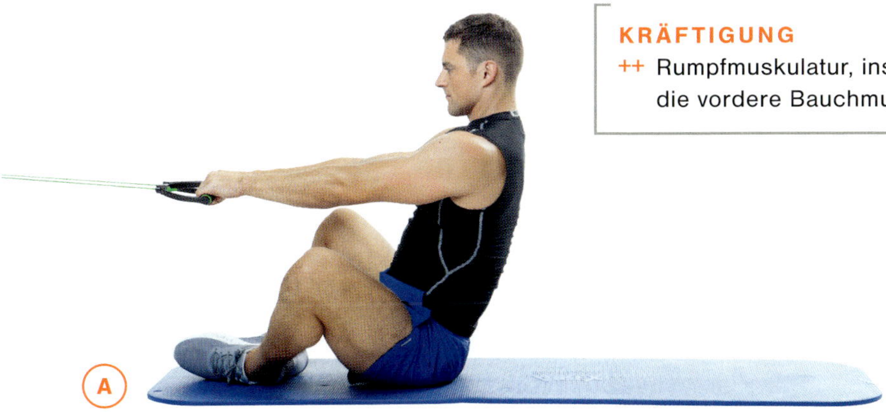

A

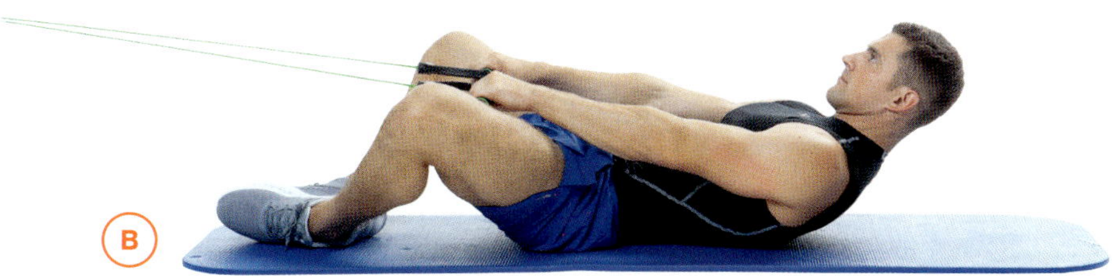

B

Der Bewegungsablauf.

SO GEHT'S

- Du hast das Band an einem tiefen Anker angebracht. Du sitzt aufrecht in Richtung der Bandbefestigung, die Fußaußenseiten liegen am Boden und die Knie zeigen nach außen.
- Du hältst das vorgespannte Band mit den Händen. Das Band verläuft zwischen den Beinen. Das Kinn ist etwas angezogen und die Gesäß- und die Bauchmuskulatur sind angespannt (A).
- Lass den Oberkörper kontrolliert absinken, ohne ihn komplett abzulegen, und atme ein (B).
- Spanne die Bauchmuskeln fest an und hebe den Oberkörper mit der Kraft der Bauchmuskulatur hoch, wobei der Zug des Bandes beim Aufrichten hilft. Gleichzeitig atmest du aus.
- Senke den Oberkörper wieder kontrolliert ab und atme ein, um die Übung zu wiederholen.
- Achte darauf, dass du die Bewegung aus der Bauchmuskulatur heraus ausführst. Das Band soll nur wenig unterstützen.

VARIANTEN

Geübte nutzen immer weniger Bandunterstützung, bis der Sit-up ohne Hilfe gelingt. Du kannst alternativ die Fußsohlen oder die Fersen aufstellen.
Wenn du keinen Anker verfügbar hast, kannst du das Band um die Fußsohlen legen.

K9 Sit-up

KRÄFTIGUNG
++ Rumpfmuskulatur, insbesondere die vordere und seitliche Bauchmuskulatur
+ Oberkörpermuskulatur

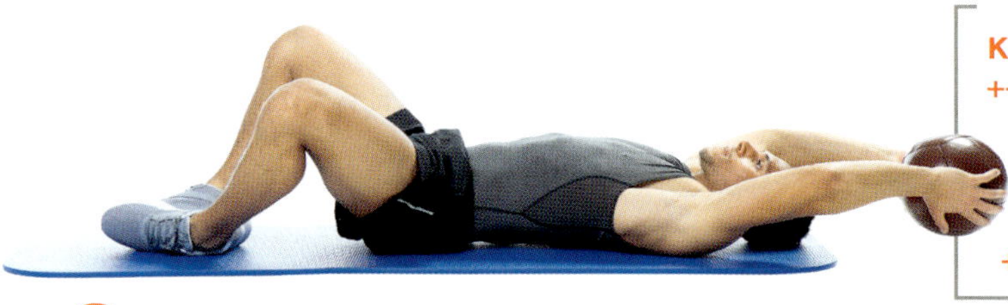

(A)

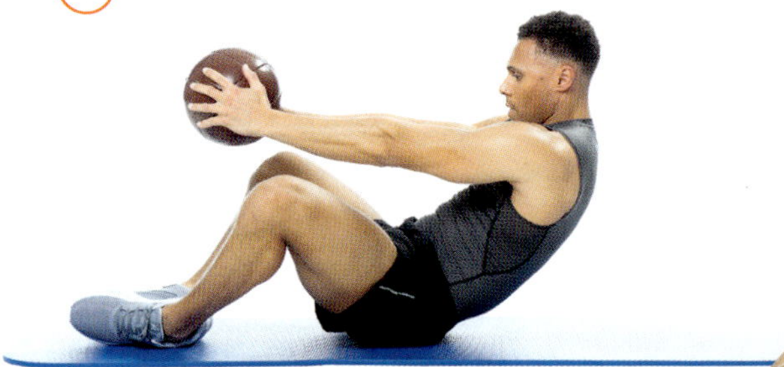

(B)

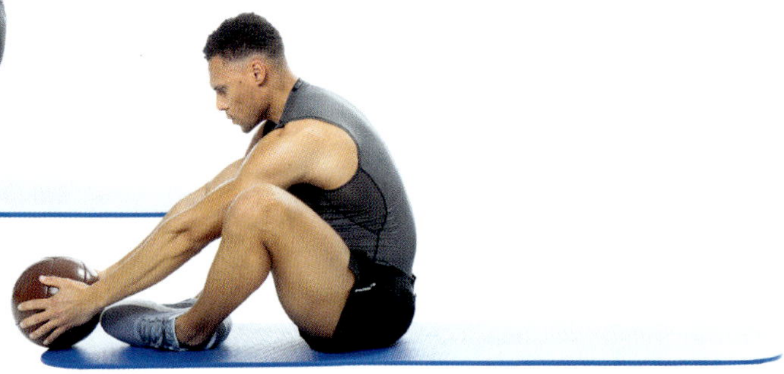

(C)

Der Bewegungsablauf.

SO GEHT'S

- Du liegst auf dem Rücken. Du kannst die Knie nach außen sinken lassen, um den Bewegungsspielraum zu vergrößern. Die Arme befinden sich neben den Schläfen; in den Händen hältst du einen Medizinball. Spanne die Gesäßmuskulatur an und drücke den unteren Rücken leicht gegen den Boden (A).
- Hebe den Oberkörper kraftvoll an und tippe den Ball vor den Füßen auf den Boden (B)–(C). Dabei atmest du aus.
- Senke den Oberkörper kontrolliert in die-Ausgangsposition zurück und atme ein. Dann wiederholst du die Übung.
- Halte den Rumpf während der gesamten Bewegung aktiv in Spannung und vermeide ein Hohlkreuz.

(D)

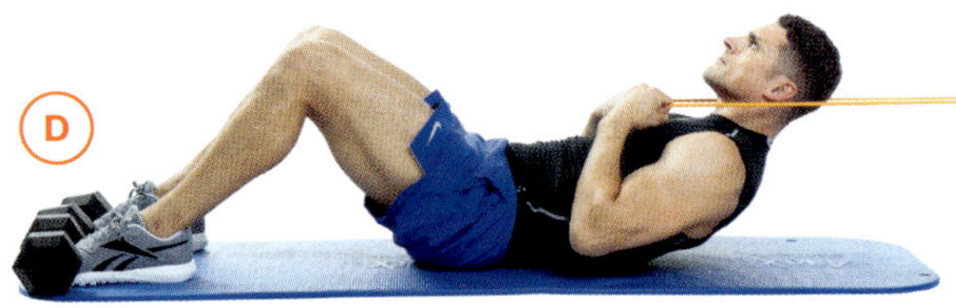

Die Variante mit Bandziehen.

VARIANTEN

Einsteiger vereinfachen die Übung, indem sie ohne Ball üben und mit den Fingerspitzen den Boden vor den Füßen berühren.
Du kannst den Oberkörper abwechselnd gerade nach vorne sowie nach links und rechts aufrichten.
Fortgeschrittene können ein Fitnessband mitziehen. Zur Stabilisierung kannst du die Füße unter Hanteln einklemmen (D).

K 10 Beinheben am Boden

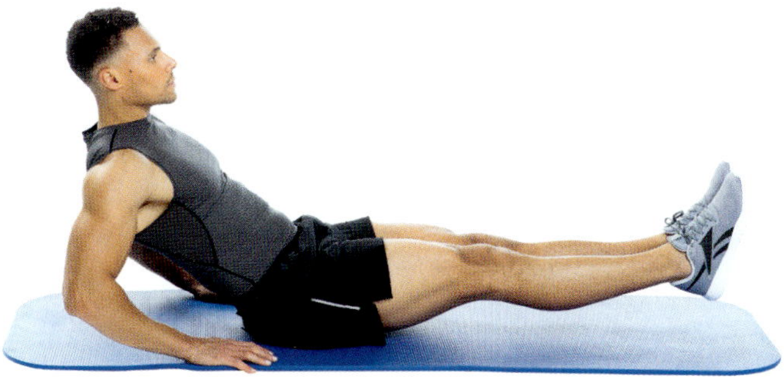

A

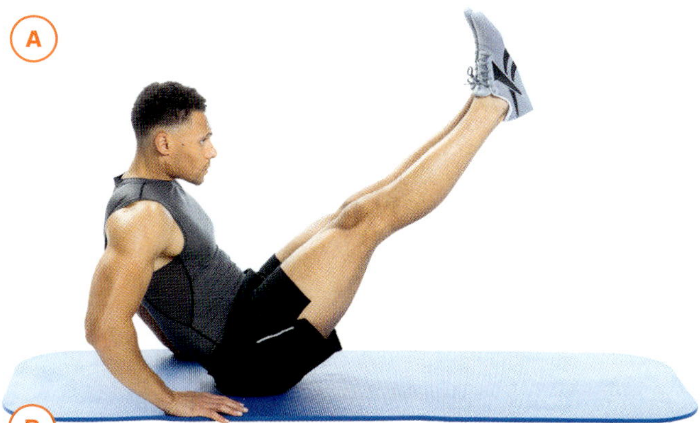

B

Die Ausgangs- und die Endposition.

KRÄFTIGUNG
++ vordere Bauchmuskulatur
\+ seitliche Bauchmuskulatur

SO GEHT'S

- Du sitzt mit gestreckten Beinen auf dem Boden. Die Hände sind hinter dem Gesäß positioniert, die Finger zeigen nach vorne. Ziehe das Kinn leicht zur Brust.
- Spanne die Bauch- und die Gesäßmuskulatur an. Hebe die gestreckten Beine leicht vom Boden ab und lehne den Oberkörper zurück. Das ist die Ausgangsposition (A).
- Bewege die gestreckten Beine nach oben und gleichzeitig den Oberkörper in Richtung der Beine (B). Dabei atmest du aus.
- Senke den Oberkörper und die Beine kontrolliert in die Ausgangsposition zurück, ohne sie abzulegen. Gleichzeitig atmest du ein. Dann wiederholst du die Übung.
- Führe rhythmisches Heben und Senken aus.

C

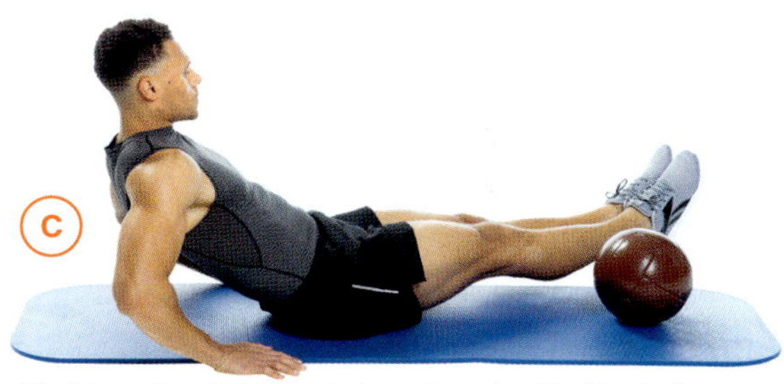

Die Variante mit Beinanheben über den Medizinball.

VARIANTEN

Du kannst variieren, indem du die Beine abwechselnd nach links und rechts bewegst. Dies gelingt gut, wenn du die Beine über einen Ball hebst (C).
Zur Intensivierung kannst du Fußgewichte oder ein Fitnessband einsetzen.
Fortgeschrittene können ohne Abstützen üben, indem sie die Hände an die Schläfen legen oder die Arme nach oben strecken.

K 11 Beinheben am Boden mit Band

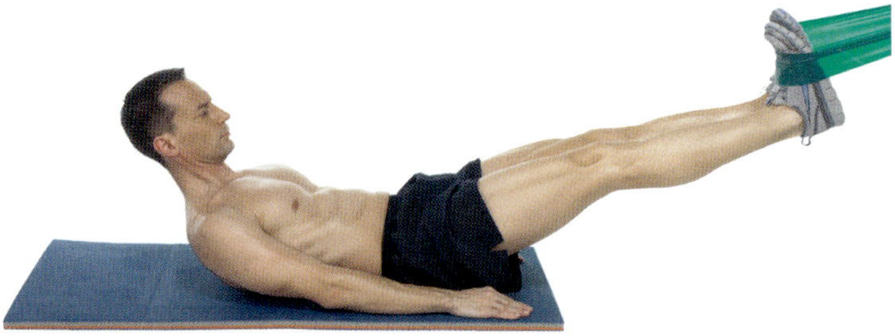

(A)

KRÄFTIGUNG

++ vordere Bauchmuskulatur

\+ seitliche Bauchmuskulatur

(B)

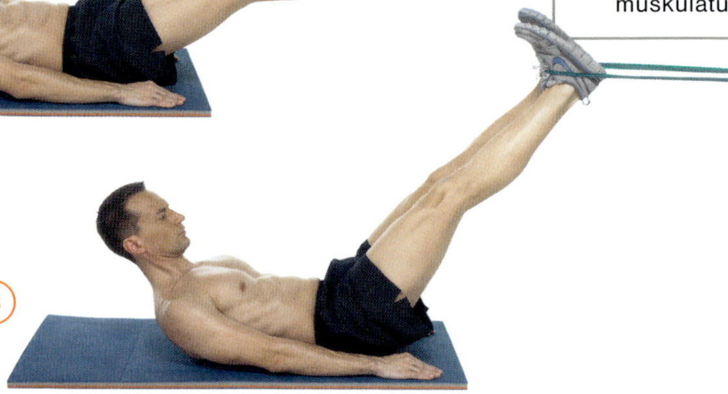

Die Ausgangs- und die Endposition.

SO GEHT'S

- Du hast das Fitnessband in tiefer Position befestigt. Du liegst auf dem Rücken, das Band ist um die Unterschenkel gelegt. Der Oberkörper ist etwas angehoben, die Hände liegen seitlich auf dem Boden, das Kinn ist leicht zur Brust gezogen.
- Spanne die Bauch- und die Gesäßmuskulatur an. Hebe die gestreckten Beine etwas vom Boden ab (A), bis, bis das Band eine leichte bis mittlere Spannung aufbaut.
- Hebe die gestreckten Beine kontrolliert gegen den Widerstand des Bandes nach oben (B) und atme dabei aus. Die Bewegung erfolgt aus der Bauchmuskulatur, ohne Schwung zu holen. Halte die Position kurz.
- Senke die Beine langsam wieder ab, ohne sie abzulegen, und atme ein.
- Achte darauf, dass der untere Rücken durchgehend Kontakt zum Boden hält. Halte die Rumpfmuskulatur aktiv, um ein Hohlkreuz zu vermeiden.

(C)

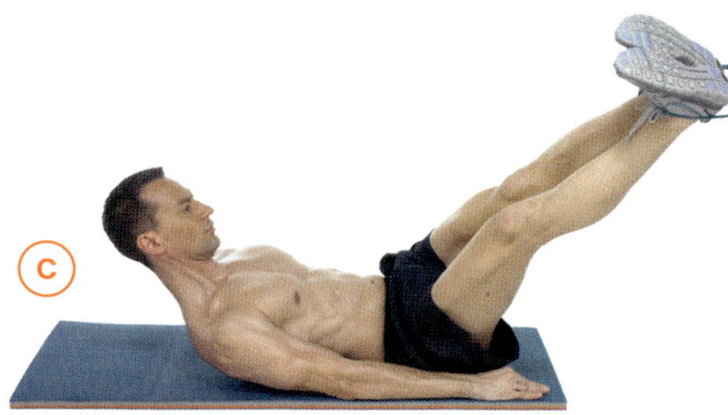

Das seitliche Beinheben.

VARIANTEN

Du kannst die Beine abwechselnd nach links und rechts nach vorne bewegen (C), um die seitliche Bauchmuskulatur stärker zu aktivieren.

Ist diese Variante zu intensiv, übe das Beinheben mit gebeugten Beinen.

Einsteiger führen die Übung »K 10: Beinheben am Boden« aus.

K 12 Klappmesser

KRÄFTIGUNG

++ Rumpfmuskulatur, insbesondere die vordere Bauchmuskulatur

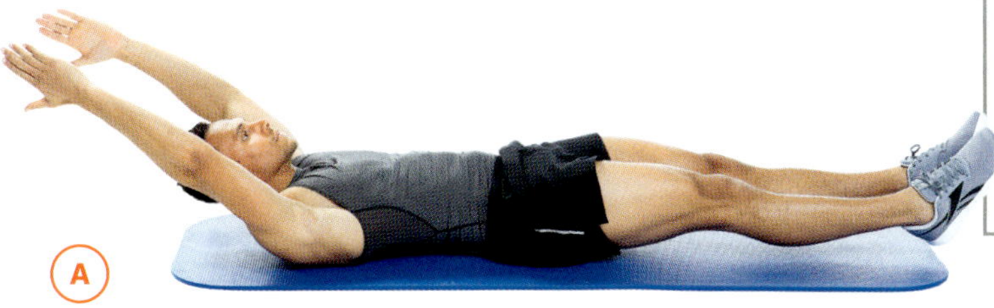

A

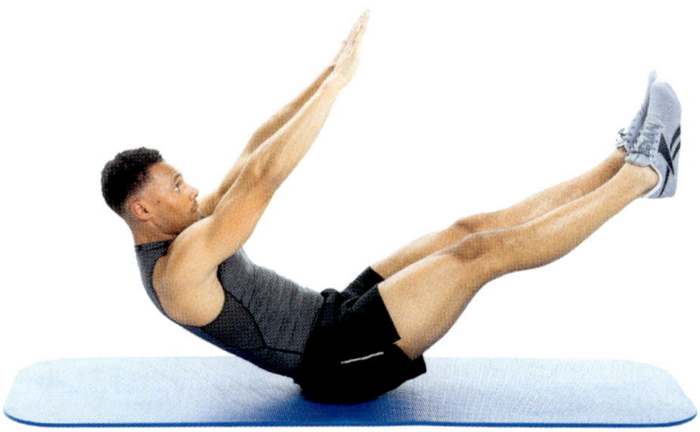

B

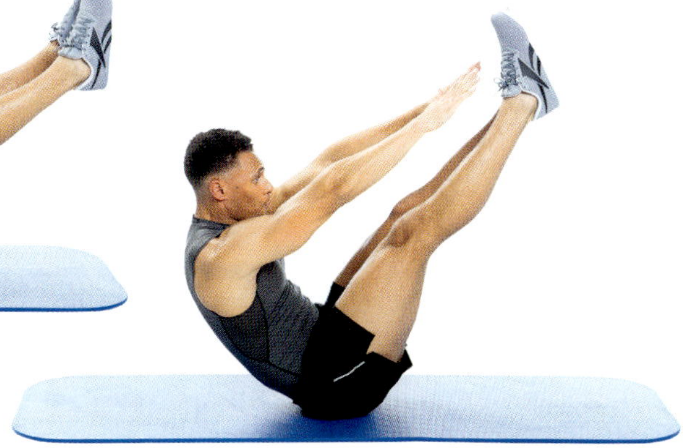

C

Der Bewegungsablauf.

SO GEHT'S

- Du liegst auf dem Rücken, die Arme sind gestreckt neben den Schläfen. Die Beine sind fest zusammen und die Zehen sind gestreckt. Spanne die Bauch- und die Gesäßmuskulatur an und ziehe das Kinn leicht zur Brust.
- Hebe den Oberkörper und die Beine etwas an; achte auf die Rumpfspannung (A).
- Beginne die Bewegung mit dem Oberkörper: Hebe den Oberkörper und die gestreckten Beine gleichzeitig hoch (B)–(C), wobei du ausatmest. Wenn möglich, berührst du mit den Händen die Füße.
- Senke Oberkörper und Beine kontrolliert wieder ab, etwas langsamer als beim Hochkommen, und atme dabei ein. Lege die Beine und den Oberkörper nicht komplett ab, bevor du die nächste Wiederholung startest.
- Halte die Rumpfmuskulatur durchgehend in Spannung, die Beine zusammen und achte darauf, dass du beim Absenken kein Hohlkreuz einnimmst.

VARIANTEN

Zur Vereinfachung bewegst du dich weniger weit hoch oder ziehst die Knie angewinkelt an. Du steigerst die Übung mit einem Medizinball, einer Hantelscheibe oder einer Kurzhantel. Als Alternative kannst du die V-Position statisch halten.

K 13 Beinanziehen im Liegestütz

KRÄFTIGUNG
++ Rumpf- und hintere Oberarmmuskulatur
+ Schulter-, Brust-, Gesäß- und vordere Oberschenkelmuskulatur

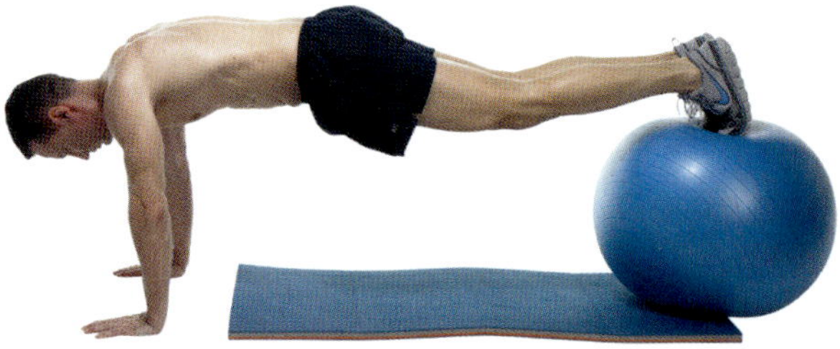

(A)

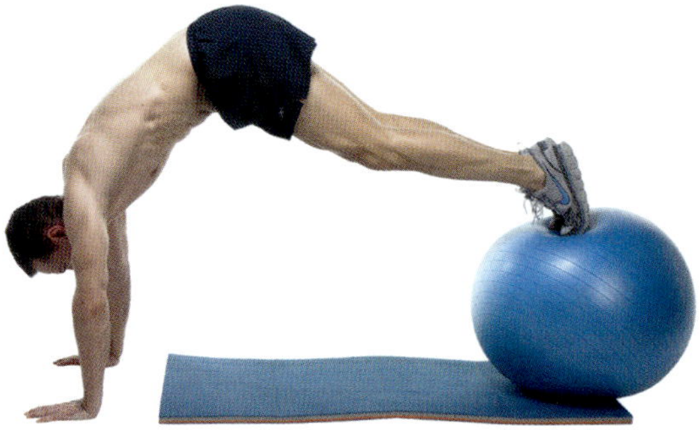

(B)

Der Bewegungsablauf.

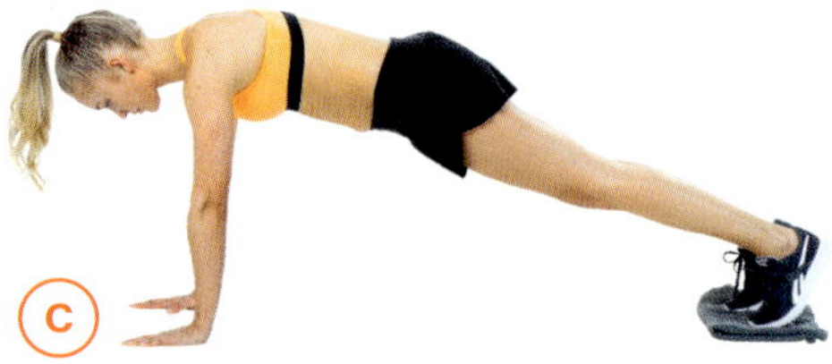

(C)

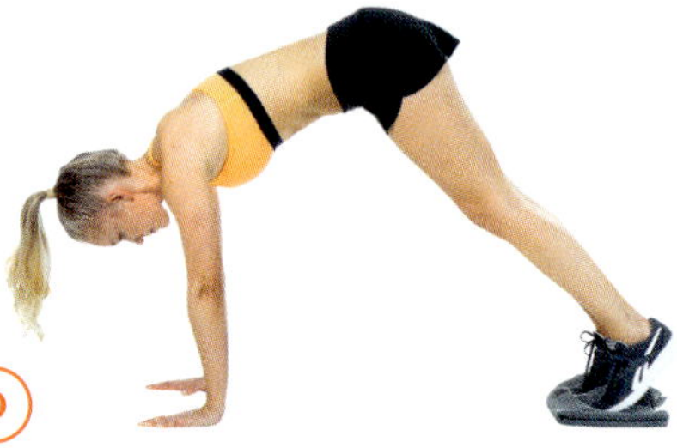

(D)

Die Variante mit Handtuch.

SO GEHT'S

- Du befindest dich in der Liegestützposition. Die Zehen sind auf einem kleinen Gymball aufgestellt. Die Hände sind unterhalb der Schultergelenke.
- Spanne die Bauch- und die Gesäßmuskulatur an, um den Körper zu stabilisieren. Ziehe die Schulterblätter leicht nach hinten unten. Im Übungsverlauf muss der Rücken durchgehend gerade oder leicht angehoben sein (A).
- Ziehe die gestreckten Beine kontrolliert an, wobei du das Becken so weit wie möglich anhebst (B). Gleichzeitig atmest du aus. Die Arme und der Rücken stehen möglichst weit senkrecht. Halte kurz die Position.
- Rolle den Ball kontrolliert in die Ausgangsposition zurück, mit gestreckten Beinen, und atme ein. Dann wiederholst du die Übung.
- Führe die Übung in einem gleichmäßigen Tempo aus. Die Arme bleiben durchgehend gestreckt und der Rücken darf nicht durchhängen.

VARIANTEN

Du kannst »Gestrecktes Beinanziehen« auch mit einem Handtuch oder mit Slides am glatten Boden (C)–(D) ausführen.

K 14 Knieheben im Hang

KRÄFTIGUNG
++ Rumpfmuskulatur, insbesondere die vordere Bauchmuskulatur
+ Rückenmuskulatur und Armmuskulatur

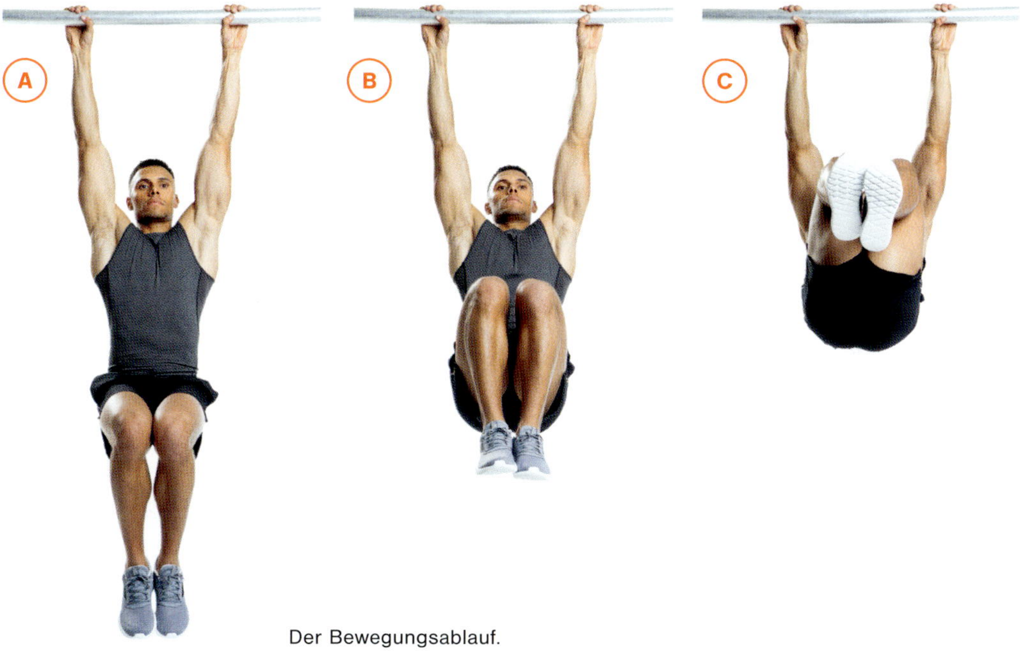

Der Bewegungsablauf.

SO GEHT'S

- Du hängst an einer Klimmzugstange mit nach vorne zeigenden Handflächen. Die Arme sind mindestens schulterbreit auseinander. Achte auf einen festen Griff.
- Aktiviere die Bauch- und Gesäßmuskulatur und ziehe die Schulterblätter nach hinten unten. Hebe die gebeugten Beine leicht an – das ist die Ausgangsposition (A).
- Ziehe die Knie zur Brust und halte kurz die Position (B)–(C). Ziel ist es, das Becken »einzurollen«, sodass das Gesäß etwas nach vorne zeigt. Gleichzeitig atmest du aus.
- Senke die Beine kontrolliert mit Einatmung, um die Übung zu wiederholen.
- Vermeide Ausweichbewegungen und das Schwungholen. Die Bewegung erfolgt ausschließlich aus der Kraft der Rumpfmuskulatur.

VARIANTEN

Du vereinfachst die Übung, indem du die Knie abwechselnd anhebst.
Du intensivierst die Übung mit Zusatzgewicht zwischen den Füßen (z. B. Medizinball).
Deutlich anspruchsvoller wird die Übung, wenn du die Beine gestreckt anhebst. Dies ist jedoch nur sinnvoll, wenn du dabei weiterhin das Becken aktiv einrollen kannst.

K 15 Einrollen mit Band

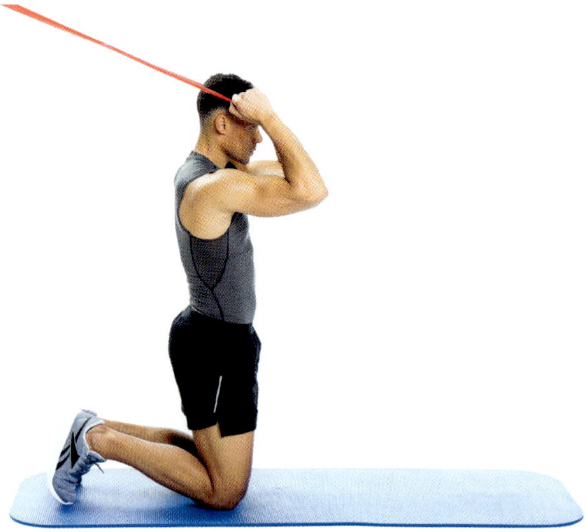

A

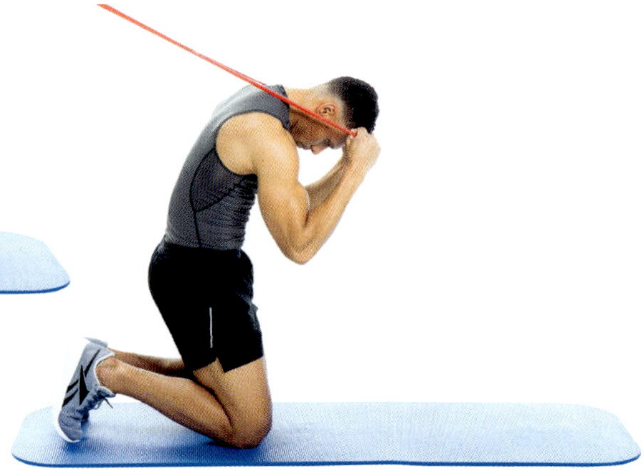

B

Die Ausgangs- und die Endposition.

KRÄFTIGUNG

++ Rumpfmuskulatur, insbesondere die vordere Bauchmuskulatur
+ Armmuskulatur

SO GEHT'S

- Das Fitnessband ist hoch befestigt. Du befindest dich im Kniestand auf einer Matte oder einem Polster. Du kannst die Übung sowohl mit dem Gesicht als auch mit dem Rücken zur Befestigung ausführen.
- Die Arme sind etwa in Kopfhöhe angehoben und die Position stabilisiert. In den Händen hast du die Enden des vorgespannten Bandes (A). Spanne die Rumpf- und die Gesäßmuskulatur fest an, ziehe die Schulterblätter nach hinten unten und atme ein.
- Rolle nun den Oberkörper gezielt mit der Kraft der Bauchmuskulatur ein und atme dabei aus. Die Arme bleiben stabil und folgen der Bewegung lediglich passiv, wodurch sich das Band spannt (B). Halte die Endposition kurz und verstärke die Bauchspannung.
- Bewege den Oberkörper langsam in die Ausgangsposition zurück und atme ein. Dann wiederholst du die Übung. Der Unterkörper soll möglichst nicht bewegt werden; dazu bleibt das Gesäß durchgehend fest angespannt.
- Der Torso wird bewusst eingerollt – nicht gerade gehalten. Führe die Übung ohne Schwung aus. Die Arme sollen nicht ziehen, sondern lediglich stabilisieren.

VARIANTEN

Du kannst im aufgestellten Ausfallschritt oder im hüftbreiten Stand üben. Wähle die Position, in der du deinen Körper am besten stabilisieren kannst, sodass die Bauchmuskulatur die Hauptarbeit leistet.

K 16 Körperanheben in Seitenlage

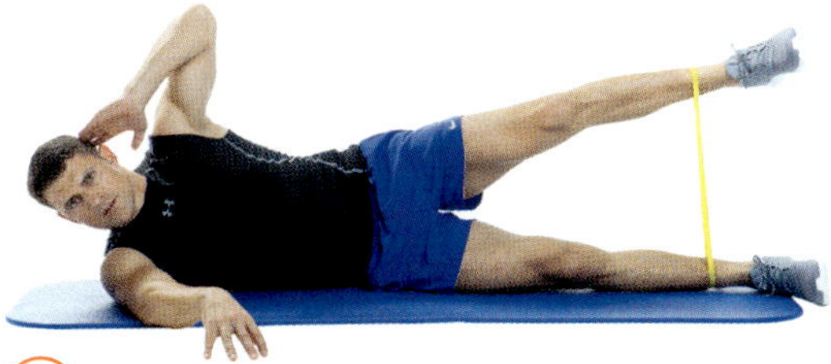

(A)

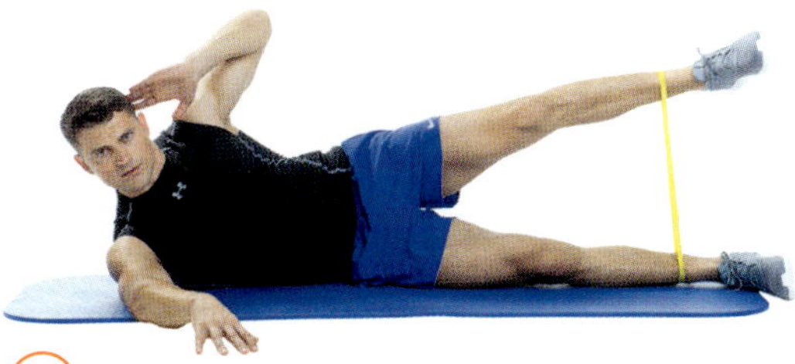

(B)

Der Bewegungsablauf.

KRÄFTIGUNG

++ Rumpfmuskulatur, insbesondere die seitliche Bauchmuskulatur

\+ äußere Oberschenkelmuskulatur

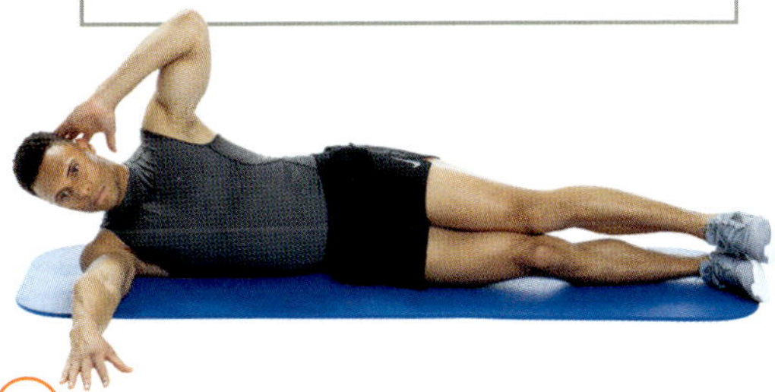

(C)

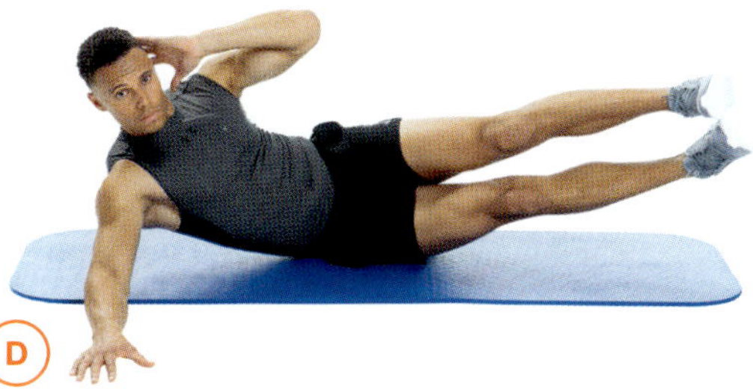

(D)

Die Variante für Fortgeschrittene.

SO GEHT'S

- Du befindest dich in Seitenlage mit gestreckten Beinen. Optional kannst du ein leichtes Miniband um die Unterschenkel legen, um die Intensität zu erhöhen. Der untere Arm ist zur Stabilisierung nach vorne gestreckt abgelegt. Die obere Hand liegt an der oberen Kopfseite. Hebe das obere Bein zuerst leicht an.
- Hebe das obere Bein seitlich an, um die Muskulatur in Spannung zu bringen, und halte diese Position (A).
- Hebe den Oberkörper mit Ausatmung seitlich an (B). Drücke dabei so wenig wie möglich mit dem unteren Arm auf den Boden. Halte die Position kurz und konzentriere dich auf die Aktivität der seitlichen Rumpfmuskulatur.
- Senke den Oberkörper kontrolliert, ohne das obere Bein zu senken, und atme ein. Dann wiederholst du die Übung.
- Führe die Bewegung langsam und kontrolliert aus. Vermeide es, den Kopf abzuknicken oder mit dem Becken auszuweichen.
- Trainiere anschließend die andere Körperseite.

VARIANTEN

Einsteiger üben ohne Miniband.

Alternativ kannst du Oberkörper und oberes Bein gleichzeitig anheben und senken, anstatt das Bein dauerhaft angehoben zu halten.

Du intensivierst die Übung, indem du weniger mit der abgelegten Hand drückst.

Fortgeschrittene können beide Beine anheben (C)–(D).

K 17 Seitstütz

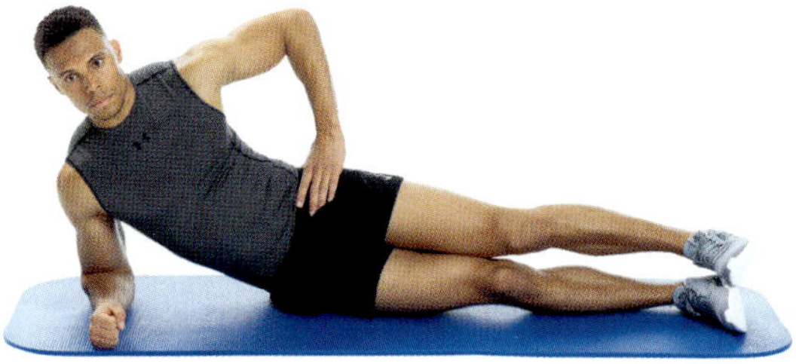

A

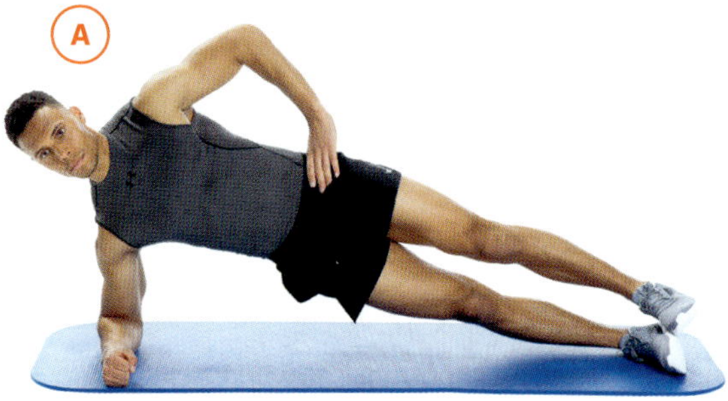

B Die Ausgangs- und die Endposition.

KRÄFTIGUNG

++ Rumpfmuskulatur, insbesondere die seitliche Bauchmuskulatur, äußere Oberschenkel- und Schultermuskulatur

\+ Gesäßmuskulatur

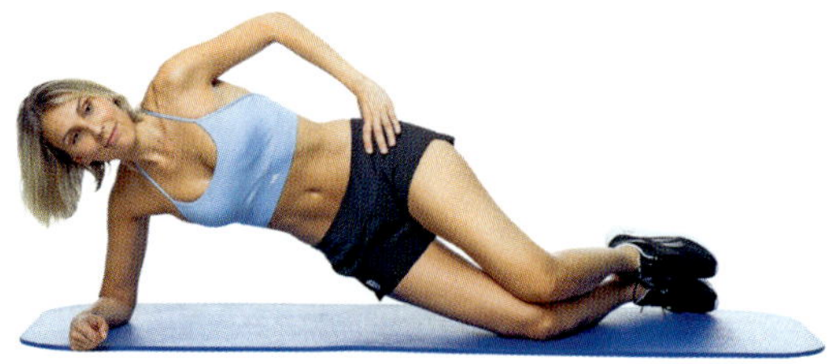

C Die Vereinfachung.

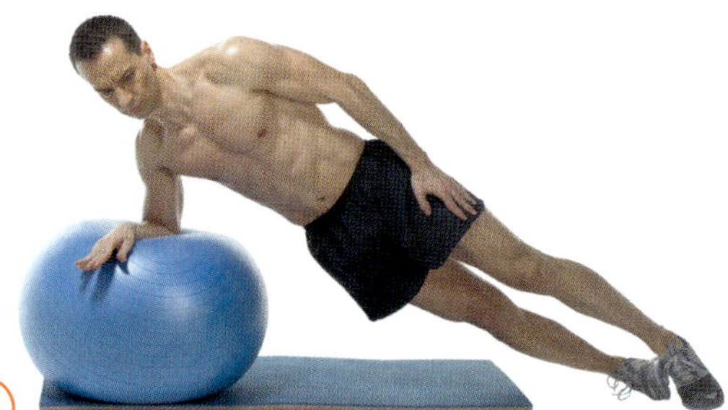

D Die Intensivierung.

SO GEHT'S

- Du befindest dich im Seitstütz. Der Unterarm ist unterhalb der Schulter aufgestellt, das Becken liegt zunächst am Boden. Die Beine sind gestreckt übereinander abgelegt. Die obere Hand kannst du auf den Oberschenkel legen oder an der Hüfte abstützen (A).
- Hebe das Becken mit Ausatmung an, sodass der Körper eine gerade Linie bildet (B). Spanne dabei die Gesäß- und die Rumpfmuskulatur fest an.
- Halte die Position abhängig vom Leistungsniveau für etwa 40–60 Sekunden. Das statische Halten entspricht der Ausführung eines Übungssatzes. Atme dabei gleichmäßig.
- Vermeide Ausweichbewegungen wie ein Abknicken im Becken oder ein Einsinken der Schulter.
- Trainiere anschließend die andere Körperseite.

VARIANTEN

Alternativ kannst du die Übung dynamisch ausführen, indem du aus der hohen Position das Becken langsam absenkst und wieder anhebst.

Einsteiger beugen die Beine und stützen den unteren Unterschenkel am Boden ab (C).

Fortgeschrittene können den oberen Arm und/oder das obere Bein anheben.

Auch mit einem Gymball kann die Übung intensiviert werden (D).

Als Option können Fortgeschrittene im Handstütz üben.

K 18 Rotation im Seitstütz

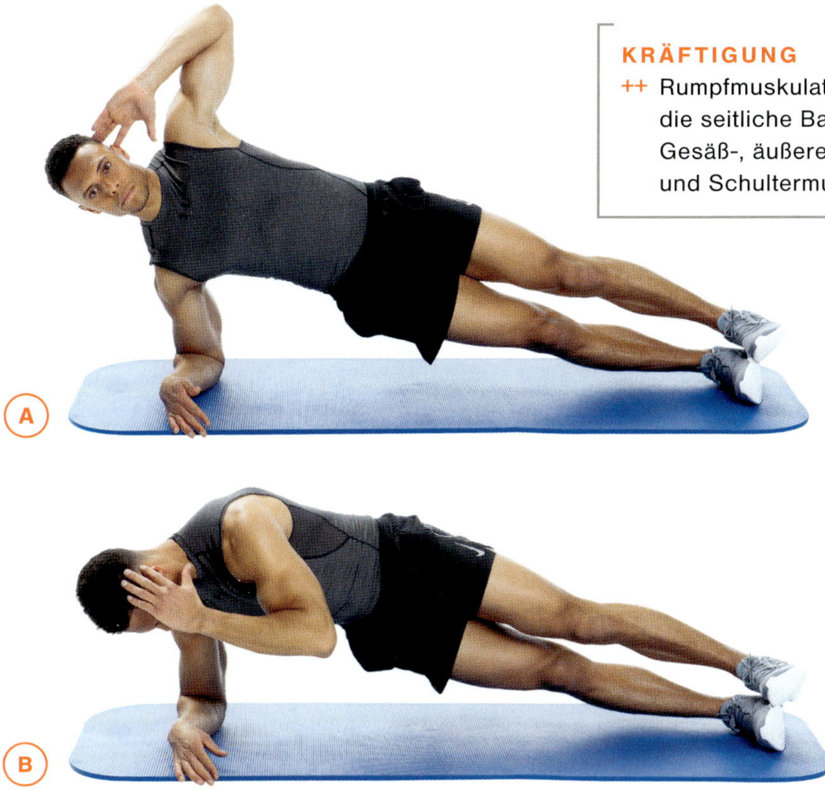

Der Bewegungsablauf.

KRÄFTIGUNG

++ Rumpfmuskulatur, insbesondere die seitliche Bauchmuskulatur, Gesäß-, äußere Oberschenkel- und Schultermuskulatur

SO GEHT'S

- Du befindest dich im Seitstütz. Der rechte Unterarm steht direkt unter der Schulter, der Körper bildet eine stabile Linie von Kopf bis Fuß. Die linke Hand liegt an der linken Kopfseite (A).
- Drehe den linken Ellbogen langsam nach vorne innen, ohne die Hüften zu verdrehen. Der Oberkörper rotiert mit, der Blick folgt der Bewegung (B).
- Bewege den Ellbogen langsam in die Ausgangsposition nach oben zurück, wobei du den Oberkörper mitdrehst.
- Führe die Bewegungen langsam aus und vermeide Ausweichbewegungen wie ein Absenken und Verschieben der Hüften.
- Trainiere anschließend die andere Körperseite.

VARIANTEN

Die Übung wird etwas einfacher, wenn du den oberen Fuß vor das untere Bein stellst. Fortgeschrittene können den oberen Arm hochstrecken und bei der Drehung unter dem Becken hindurchführen. Für Einsteiger ist dies nicht geeignet, da häufig eine Ausweichbewegung mit dem Becken erfolgt.

K 19 Rumpfrotation am Boden

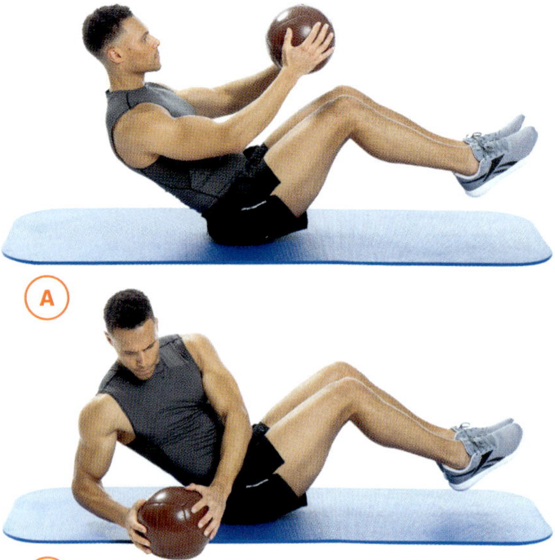

Der Bewegungsablauf.

KRÄFTIGUNG
++ vordere und seitliche Bauchmuskulatur
\+ hintere Rumpfmuskulatur

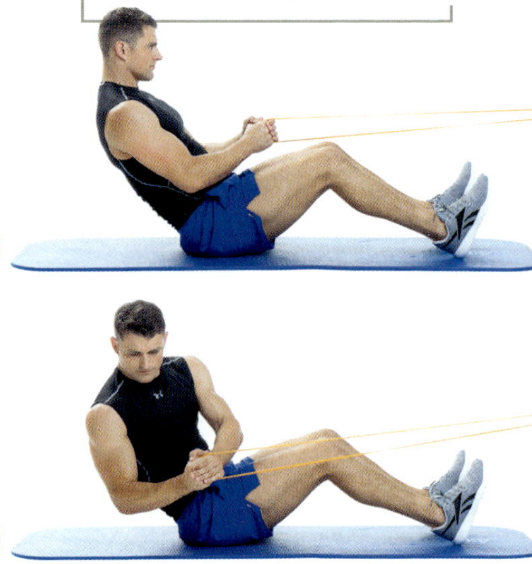

Die Variante mit Band.

SO GEHT'S

- Du sitzt auf dem Boden, die Beine sind angezogen und die Fersen aufgestellt. Halte einen großen Ball (z. B. einen Medizinball) oder ein anderes Gewicht vor dem Körper.
- Spanne die Bauch- und die Gesäßmuskulatur an. Lehne den Oberkörper etwas zurück, hebe die Füße ab (A) und atme ein.
- Drehe den Oberkörper langsam mit Ausatmung nach rechts und bewege den Ball in Richtung Boden. Geübte können den Ball kurz auftippen (B). Der Bewegung erfolgt aus der Kraft der Bauchmuskulatur.
- Drehe den Oberkörper mit der Einatmung zurück zur Mitte.
- Drehe den Oberkörper mit der Ausatmung nach links.
- Drehe dich zurück und führe die nächste Wiederholung aus.
- Wichtig ist die Oberkörperdrehung, wobei der Rumpf durchgehend in Spannung ist. Die Hüften und die Beine sollen sich möglichst wenig bewegen und der Rücken soll gerade bleiben.
- Versuche zumindest einen 90-Grad-Winkel zwischen Oberschenkel und Oberkörper zu halten. Du kannst den Winkel jedoch deutlich vergrößern.

VARIANTEN

Übst du eher zügig, dann atme durchgehend gleichmäßig.
Einsteiger lassen die Fersen auf dem Boden und üben ohne Zusatzgewicht.
Alternativ kannst du mit einem Fitnessband üben (C)–(D). Setze dich vor einen tiefen Anker und rotiere den Oberkörper nach rechts und links.

K 20 Mittlere Rumpfrotation im Stand

KRÄFTIGUNG

++ Rumpfmuskulatur, insbesondere die seitliche Bauchmuskulatur

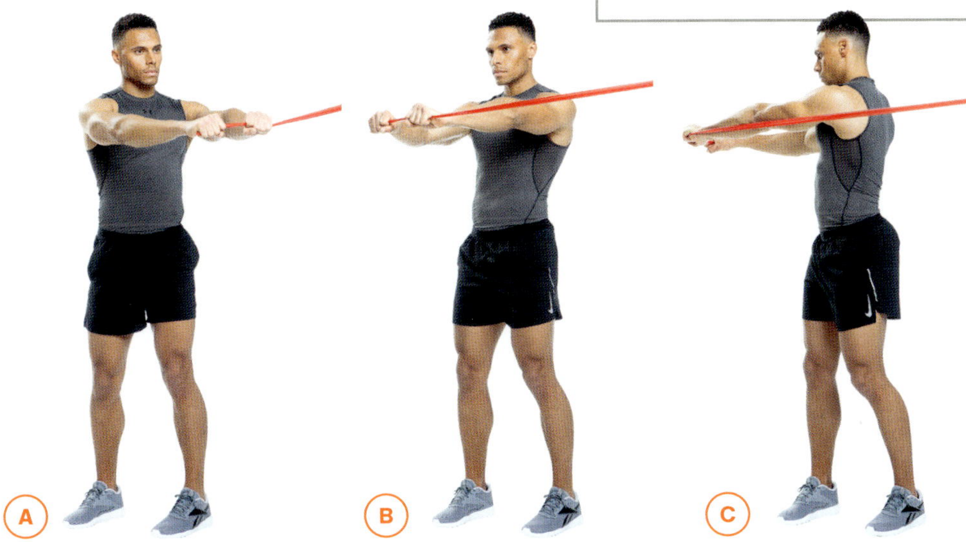

Der Bewegungsablauf mit Drehung von links nach rechts.

SO GEHT'S

- Befestige ein Fitnessband mittlerer Stärke auf Brusthöhe. Stelle dich im athletischen Stand mit der linken Körperseite zur Befestigung. Der Oberkörper ist leicht nach links rotiert, die Arme sind vorgestreckt und du hältst die Enden des leicht vorgespannten Bandes.
- Spanne die Bauch- und die Gesäßmuskulatur an und ziehe die Schulterblätter nach hinten unten (A). Nun atmest du ein.
- Rotiere den Oberkörper kontrolliert nach rechts und atme dabei aus. Die Arme bleiben stabil in Verlängerung des Oberkörpers und ziehen das Band lediglich mit (B)–(C). Die Hände bleiben auf gleicher Höhe; dein Blick folgt den Händen.
- Halte die Endposition kurz, bevor du dich langsam und kontrolliert mit Einatmung zurückdrehst. Wiederhole die Bewegung fließend.
- Führe die Rotation ausschließlich über die Kraft der Rumpfmuskulatur aus, ohne Schwung zu nutzen. Der Unterkörper bleibt stabil, die Hüften bewegen sich möglichst wenig.
- Nach dem Übungssatz wechselst du die Seite: Stelle dich mit der rechten Körperseite zur Befestigung und drehe dich nach links.

VARIANTEN

Du kannst dich auch frontal zur Bandbefestigung stellen und aus dieser Position den Oberkörper nach rechts und links rotieren. So ist der Bewegungsspielraum kleiner, dies eignet sich jedoch gut für Einsteiger.

K21 Diagonale Rotation im Stand

KRÄFTIGUNG
++ Rumpfmuskulatur, insbesondere die seitliche Bauchmuskulatur
\+ Schulter-, Nacken-, Brust- und obere Rückenmuskulatur

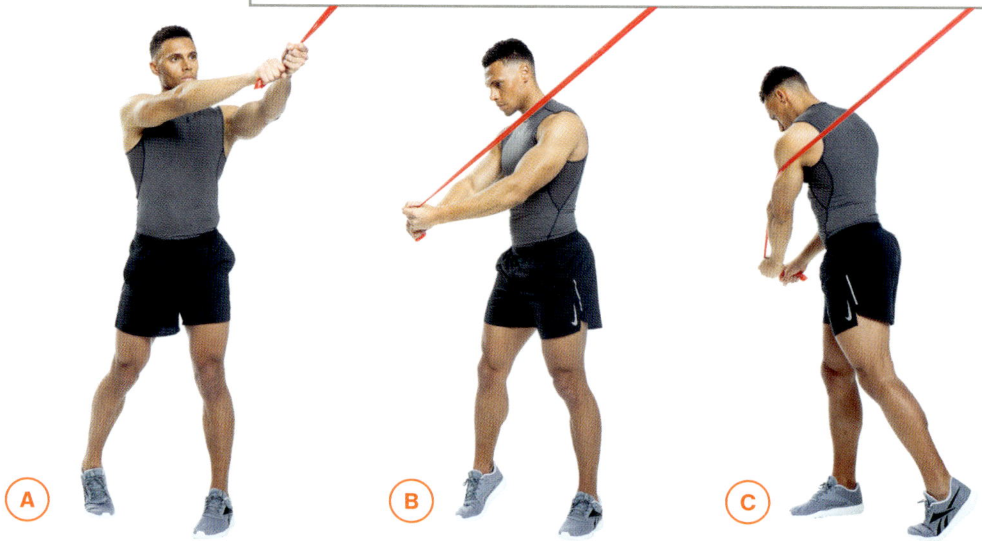

Der Bewegungsablauf mit Drehung von links oben nach rechts unten.

SO GEHT'S

- Du hast das Fitnessband über Kopfhöhe befestigt und stehst schulterbreit mit der linken Körperseite in Richtung Befestigung. Der Oberkörper ist nach links rotiert und der rechte Fuß ist mitgedreht. Die Arme sind seitlich angehoben und du hältst die Bandenden in den Händen (A). Das Band ist bereits vorgespannt. Nun atmest du ein.
- Rotiere nach rechts unten und atme gleichzeitig aus. Dabei ziehst du das Band zur rechten Hüftseite (B)–(C). Halte kurz die Endposition.
- Drehe dich langsam in die Ausgangsposition zurück, um dann die Übung zu wiederholen. Das Band muss auch in der oberen Position gespannt bleiben.
- Führe die Bewegung über die Kraft der Bauchmuskulatur aus. Die Arme werden stabilisiert gehalten und mitbewegt.
- Beginne mit geringer Bandspannung und achte darauf, die Körperspannung durchgehend zu halten.
- Nach dem Übungssatz führst du die Drehung zur anderen Seite aus.

VARIANTEN

Intensiviere die Übung, indem du die Bandspannung erhöhst, den Rotationsradius vergrößerst oder in der Endposition leicht in die Hocke gehst.
Eine Alternative ist eine Rotation ohne Hüftdrehung: Die Füße bleiben gerade nach vorne ausgerichtet, der Oberkörper rotiert allein.
Als weitere Option kannst du das Band tief befestigen und die Rotation diagonal von unten nach oben ausführen.

K22: Seitneigen auf Gymball

KRÄFTIGUNG

++ Rumpfmuskulatur, insbesondere die seitliche Bauchmuskulatur

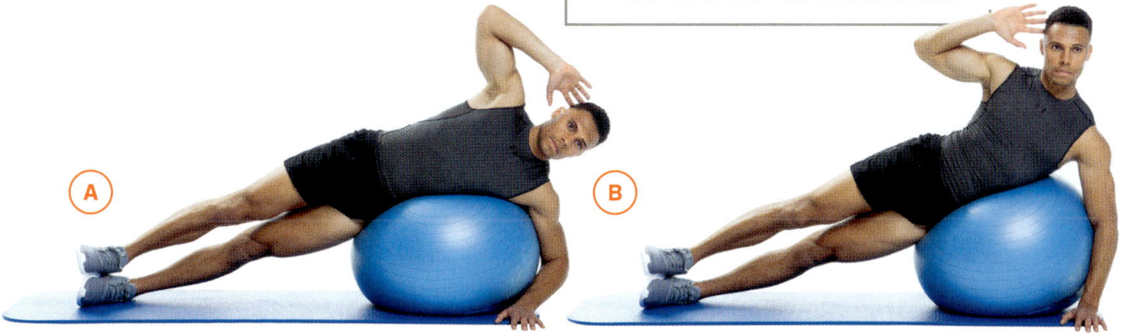

Der Bewegungsablauf.

SO GEHT'S

- Finde zunächst eine Position, die du sicher stabilisieren kannst und in der du ein Hin- und Herrutschen auf dem Gymball vermeidest. Dies erreichst du über die Fußposition und darüber, wie weit der Ball in Richtung der Achsel positioniert ist. Du kannst die Füße gegen eine Wand drücken, unter einem festen Gegenstand fixieren oder aktiv in den Boden pressen. Zur Vereinfachung kannst du die untere Hand auf dem Boden abstützen.
- Du befindest dich in Seitenlage auf dem Ball. Die obere Hand ist an der Schläfe. Senke den Oberkörper etwas zur Seite und atme ein (A). Es bewegt sich nur der Oberkörper; die Beine und Hüfte bleiben stabilisiert.
- Hebe den Oberkörper mit Ausatmung seitlich an, bei stabiler Ballposition und möglichst ohne Hüftbewegung (B). Führe die Bewegung so aus, dass sich der obere Ellbogen in Richtung der oberen Hüfte bewegt. Halte die Position kurz und konzentriere dich auf die Anspannung der seitlichen Rumpfmuskulatur.
- Senke den Oberkörper kontrolliert ab und atme ein, um die Übung zu wiederholen.

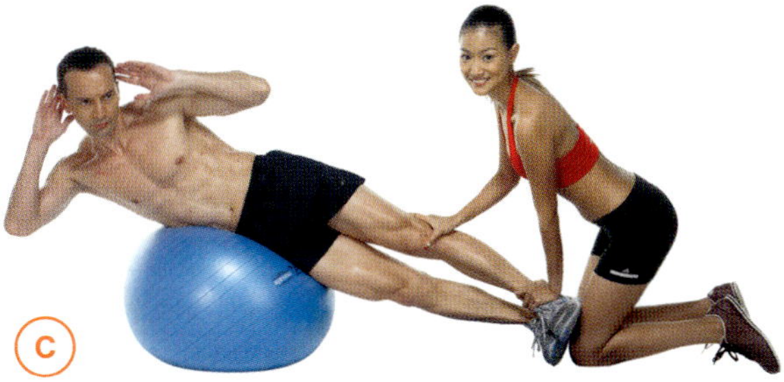

Eine Variante als Partnerübung.

- Führe die Bewegung langsam und kontrolliert aus und halte während der gesamten Übung eine stabile Position auf dem Ball.
- Trainiere anschließend die andere Körperseite.

VARIANTEN

Du intensivierst die Übung, indem du die untere Hand an den Ball legst. Fortgeschrittene können die untere Hand vollständig anheben und ebenfalls an die Schläfe legen sowie den Ball weiter in Richtung der Hüfte positionieren.

Die Übung eignet sich auch gut als Partnerübung (C), bei der der Partner die Füße stabil auf den Boden drückt.

K 23 Seitneigen mit Band

KRÄFTIGUNG

++ seitliche Bauchmuskulatur

\+ vordere Bauch- und untere Rückenmuskulatur

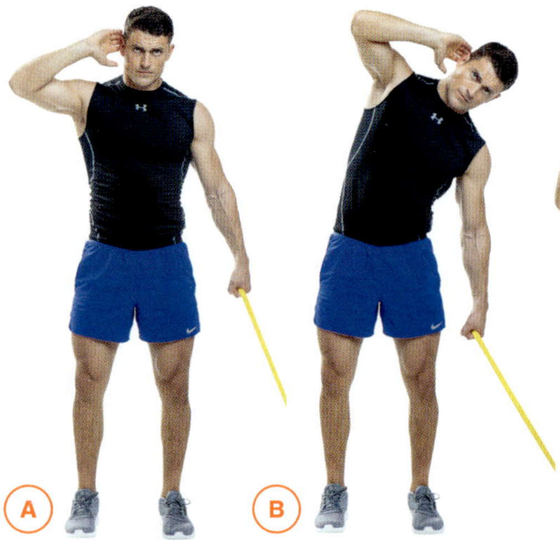

Der Bewegungsablauf.

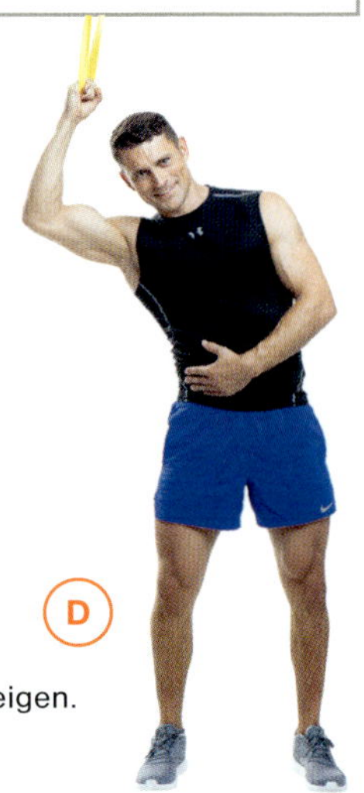

Das hohe Seitneigen.

SO GEHT'S

Das Seitneigen wird von manchen Trainierenden geschätzt, andere empfinden es als wenig effektiv. Teste die Übung – wenn du die seitliche Rumpfaktivität nicht deutlich spürst, wähle eine andere Übung für diesen Bereich.

- Du kannst dich auf das Fitnessband stellen oder es an einem tiefen Anker befestigen. Du stehst aufrecht und stabil. Der linke Arm hängt nach unten, in der Hand hältst du das gespannte Band. Die rechte Hand kannst du an die Kopfseite, den Bauch oder die Hüfte legen (A).
- Belaste die Füße gleichmäßig, spanne die Rumpf- und Gesäßmuskulatur an und ziehe die Schulterblätter nach hinten unten.
- Lehne den Oberkörper kontrolliert weit zur linken Seite, ohne das Becken seitlich zu verschieben, und atme ein. Der linke Arm bewegt sich nach links unten (B). Du kannst das Band tiefer greifen, um die Bandspannung zu erhöhen.
- Konzentriere dich auf die rechte Rumpfseite. Bringe den Oberkörper mit Ausatmung zur rechten Seite. Die Bewegung erfolgt ausschließlich durch die Kraft der rechten seitlichen Rumpfmuskulatur – das ist entscheidend. Dabei ziehst du das Band mit (C), ohne den Arm zu beugen. Halte kurz die Position und spanne die rechte Rumpfseite stark an.
- Senke den Oberkörper langsam wieder nach links, um die nächste Wiederholung zu beginnen. Halte das Becken während der gesamten Bewegung stabil.
- Anschließend nimmst du das Band in die rechte Hand und führst die Übung zur anderen Seite aus.

VARIANTEN

Du kannst das Band in hoher Position befestigen (D). Stelle dich mit der rechten Seite zum Anker und greife das Band mit der rechten Hand. Neige dich nach rechts, um die rechte Rumpfseite zu kräftigen.

K 24 Diagonales Strecken im Vierfüßlerstand

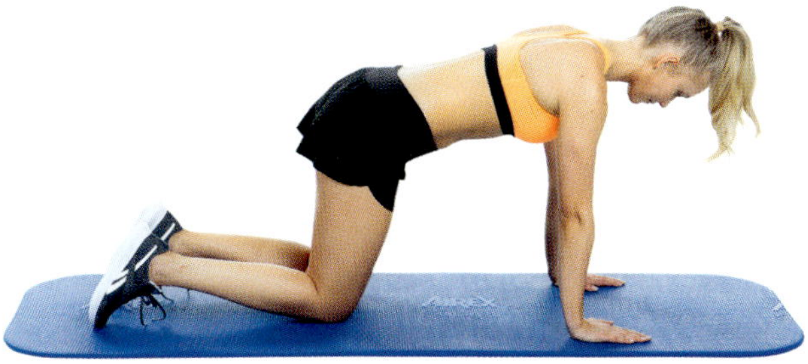

A

KRÄFTIGUNG

++ Rumpfmuskulatur, insbesondere die untere Rückenmuskulatur

\+ Schulter-, obere Rücken-, hintere Oberarm-, Oberschenkel- und Gesäßmuskulatur

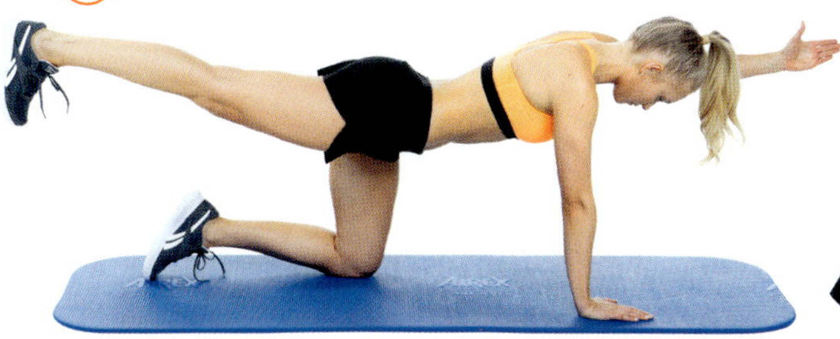

B

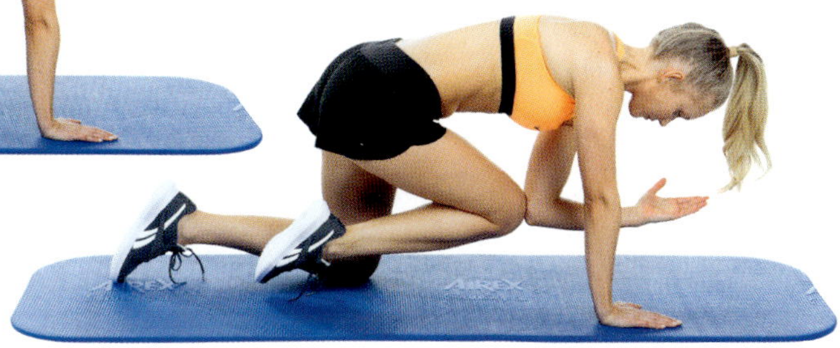

C

Der Bewegungsablauf.

SO GEHT'S

- Du bist im Vierfüßlerstand. Die Hände sind unter den Schultergelenken und die Knie unter den Hüften. Der Kopf ist in Verlängerung des Rückens.
- Spanne die Gesäßmuskulatur an und bringe die Schulterblätter sanft zusammen und in Richtung Gesäß (A). Aktiviere die Bauch- und Gesäßmuskulatur. Hebe nun die linke Hand und das rechte Knie etwas an und atme ein.
- Strecke den linken Arm (Daumen zeigt nach oben) und das rechte Bein (B). Dabei atmest du aus. Halte kurz die Position.
- Führe den linken Ellbogen und das rechte Knie zusammen (C) und atme ein. Danach wiederholst du die Streckung.
- Konzentriere dich auf die Aktivität der Rumpf- und Gesäßmuskulatur. Vermeide es, den Kopf zu überstrecken, und halte die Wirbelsäule und die Hüften möglichst gerade.
- Im nächsten Übungssatz wechselst du die Körperseite.

VARIANTEN

Du kannst in der gebeugten Position die Hand an den Oberschenkel legen und kurz gegeneinander spannen, bevor du wieder streckst – das erhöht die Rumpfaktivierung. Fortgeschrittene können eine leichte Kurzhantel und Fußgewichte einsetzen. Zudem können Fortgeschrittene die Übung »Arm- und Beinheben im Liegestütz« ausführen.

K 25 Körperanheben in Bauchlage »Superman«

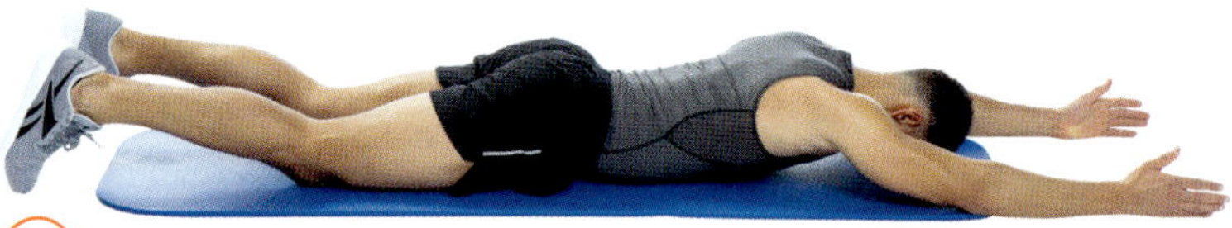

(A)

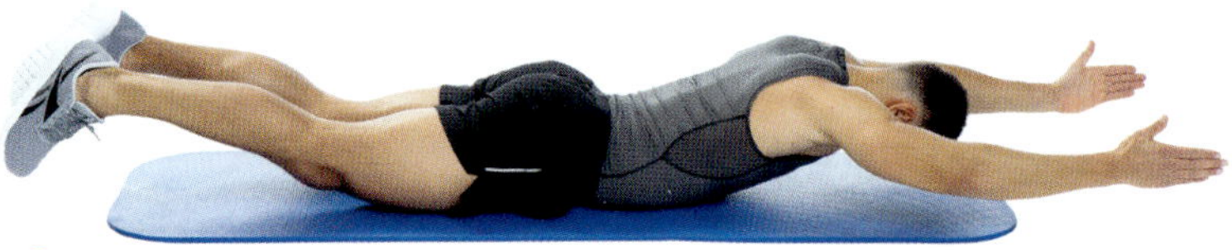

(B)

Die Ausgangs- und die Endposition.

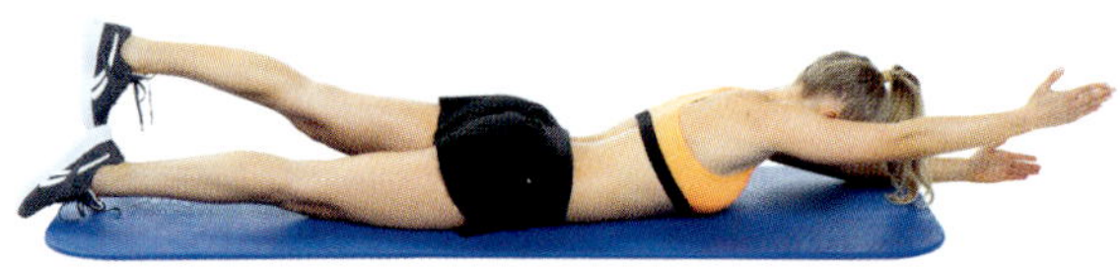

(C)

Die Einstiegsvariante.

KRÄFTIGUNG

++ untere Rückenmuskulatur
+ Nacken-, obere Rücken-, hintere Oberschenkel- und Gesäßmuskulatur

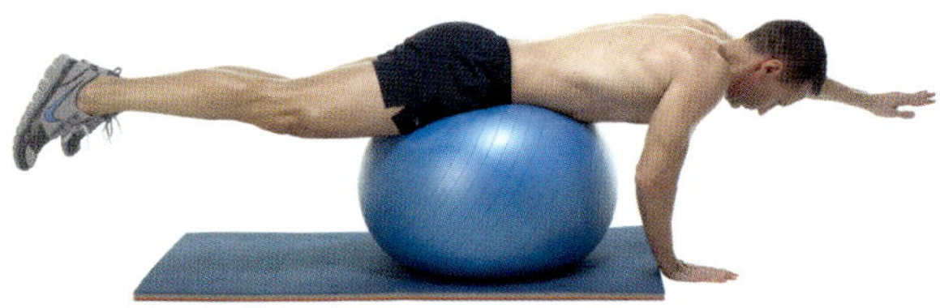

(D)

Die Intensivierung mit Gymball.

SO GEHT'S

- Du liegst auf dem Bauch, die Stirn und der Körper sind abgelegt. Die Arme sind nach oben gestreckt (A) und die Daumen zeigen nach oben.
- Spanne die Bauchmuskulatur nach innen oben und die Gesäßmuskulatur an.
- Hebe gleichzeitig Kopf, Arme und Beine ab, die Stirn ist parallel zum Boden (B). Spanne die Gesäßmuskulatur bewust nach.
- Halte diese Position abhängig vom Leistungsniveau für 40–60 Sekunden und atme dabei gleichmäßig.
- Spanne die Bauch- und die Gesäßmuskulatur immer wieder nach.

VARIANTEN

Du kannst ein gefaltetes Handtuch unter den Bauch legen.
Alternativ kannst du kleine Schwünge mit den Armen und Beinen machen.
Einsteiger heben Kopf, rechten Arm und linkes Bein an (C) und halten kurz die Position. Dann werden Kopf, linker Arm und rechtes Bein angehoben.
Du intensivierst die Übung, indem du leichtes Zusatzgewicht nutzt.
Auch kannst du auf dem Gymball mit nur einem Kontaktpunkt am Boden üben (D).

K 26 Oberkörperanheben mit Armrotation

KRÄFTIGUNG
++ untere Rücken- und hintere Schultermuskulatur
\+ Nacken-, obere Rücken-, Bauch- und Gesäßmuskulatur

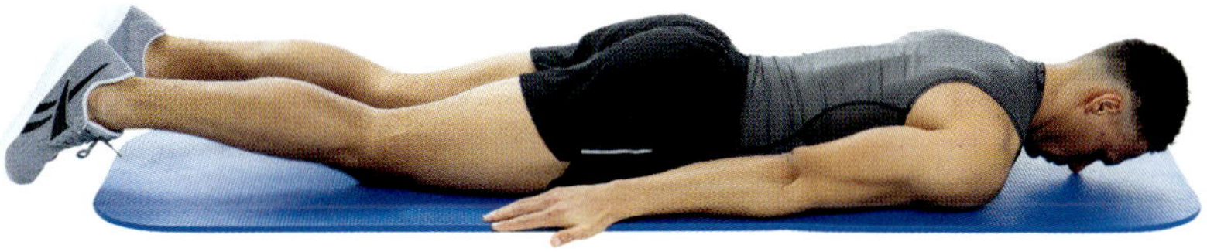

(A)

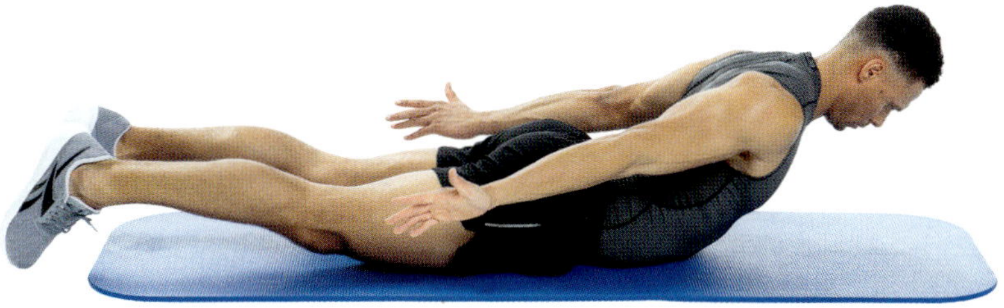

(B)

Die Ausgangs- und die Endposition.

SO GEHT'S

- Du liegst auf dem Bauch, der Körper und die Stirn sind abgelegt. Die Arme sind nach unten gestreckt, mit den Handflächen auf dem Boden (A). Spanne die Gesäßmuskulatur fest an.
- Hebe nun den Oberkörper an – die Bewegung muss nicht hoch sein. Ziehe das Kinn minimal zur Brust, damit der Nacken lang bleibt. Drehe die Daumen über außen nach oben und ziehe die Schulterblätter kräftig zusammen (B).
- Halte die Position abhängig vom Leistungsniveau für 20–30 Sekunden. Dann senkst du dich in die Ausgangsposition zurück, ohne den Oberkörper abzulegen. Nun wiederholst du das Anheben.
- Führe 2–4 Wiederholungen pro Übungssatz aus.

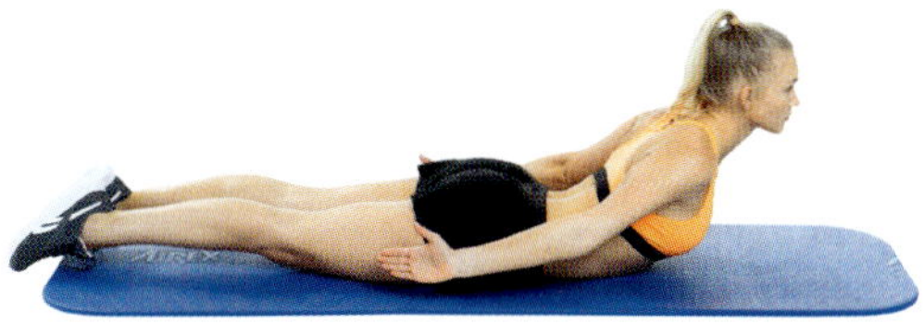

(C) Die Variante für Fortgeschrittene. Du kannst das Kinn etwas weiter anziehen.

- Achte auf gleichmäßige Atmung und spanne die Gesäßmuskulatur immer wieder nach. Vermeide es, den Kopf nach oben zu überstrecken – halte ihn in einer neutralen Verlängerung der Wirbelsäule.

VARIANTEN

Einsteiger beginnen mit kürzerer Haltedauer. Du kannst die Übung intensivieren, indem du die Haltezeit verlängerst.
Fortgeschrittene können den Oberkörper weiter anheben (C) – jedoch nur so weit, wie es sich angenehm und stabil anfühlt.

K 27 Oberkörperanheben auf Gymball

KRÄFTIGUNG
++ Rumpf-, insbesondere die untere Rückenmuskulatur
+ Nacken-, hintere Schulter-, obere Rücken- und Gesäßmuskulatur

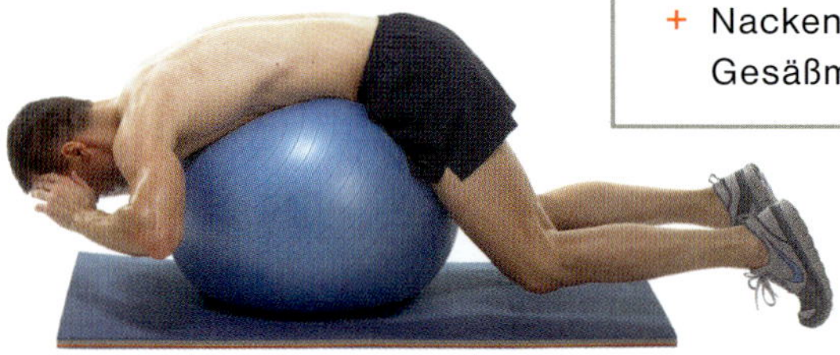

A

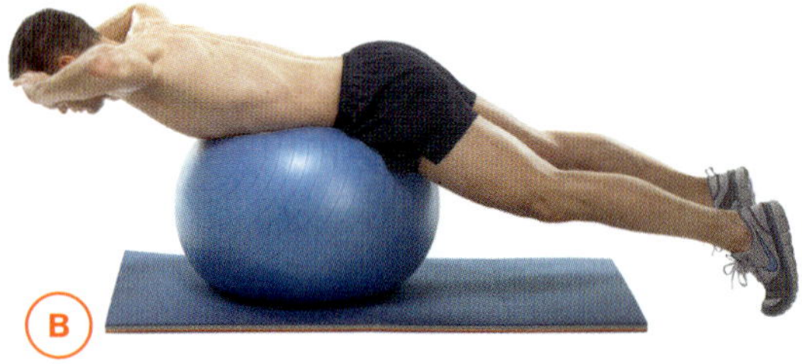

B

Die Ausgangs- und die Endposition.

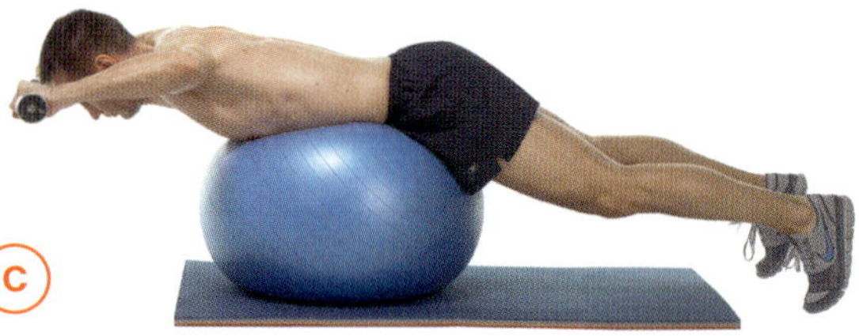

C

Die Intensivierung.

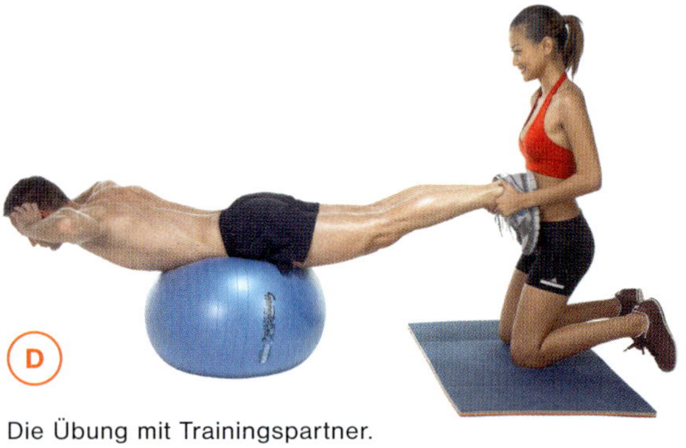

D

Die Übung mit Trainingspartner.

SO GEHT'S

- Du liegst mit dem Bauch auf dem Gymball. Die Füße sind weit auseinander, die Beine sind gestreckt und die Hände liegen an den Schläfen (A). Positioniere den Ball so hoch in Richtung Brust, bis du die Position stabil halten kannst. Für bessere Stabilität kannst du die Füße gegen eine Wand drücken.
- Drücke die Füße fest auf den Boden, spanne die Bauchmuskulatur nach innen und oben und die Gesäßmuskulatur an.
- Hebe den Oberkörper kontrolliert an, atme dabei aus und halte die Position kurz (B). Der Blick bleibt zum Boden gerichtet, der Nacken ist in Verlängerung der Wirbelsäule.
- Senke den Oberkörper langsam ab und atme ein. Danach wiederholst du die Übung.

VARIANTEN

Du kannst die Übung durch verschiedene Armhaltungen intensivieren, zum Beispiel durch ein »Y-Heben« mit nach oben zeigenden Daumen.

Fortgeschrittene können zusätzliches Gewicht einsetzen (C).

Alternativ kannst du die Unterschenkel unter einem festen Gegenstand (z. B. Sprossenwand oder Bettkasten) einklemmen. Achte darauf, dass kein starker Druck auf die Achillessehnen entsteht.

Auch als Partnerübung lässt sich dies gut durchführen (D).

K28 Rückenstrecker im Stand

KRÄFTIGUNG
++ Rumpf-, insbesondere die untere Rückenmuskulatur
+ Nacken-, hintere Schulter-, obere Rücken- und Gesäßmuskulatur

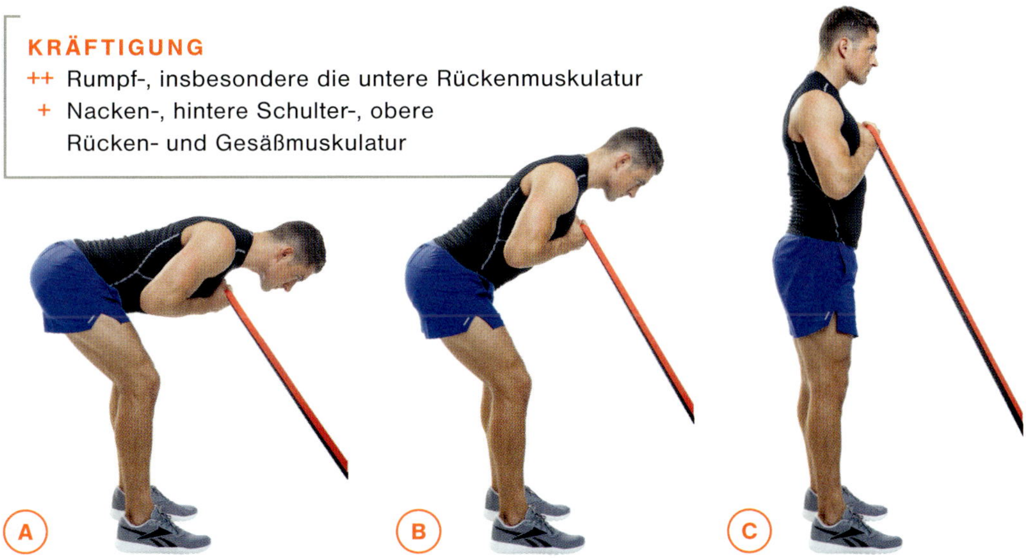

Der Bewegungsablauf.

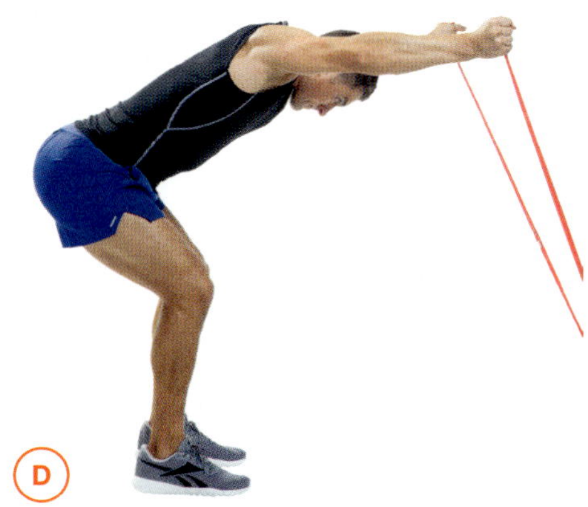

Das Y-Heben mit TheraBand®.

SO GEHT'S

- Du hast das Fitnessband an einem tiefen Anker befestigt. Du stehst hüftbreit zur Befestigung, die Beine sind leicht gebeugt.
- Beuge den Oberkörper vor, ohne das Gesäß zu bewegen. Greife das Band so, dass es eine geeignete Vorspannung hat, und fixiere es eng am Oberkörper. Aktiviere die Bauch-, Gesäß- und Schulterblattmuskulatur und atme ein. Das ist die Ausgangsposition (A).
- Hebe den geraden Oberkörper mit Ausatmung an (B)–(C). Es bewegt sich nur der Rücken; die Position des Gesäßes bleibt stabil. Halte kurz die Position.
- Senke den Oberkörper langsam ab und atme ein. Dann wiederholst du die Übung.
- Konzentriere dich auf die untere Rückenmuskulatur. Achte darauf, dass der Rücken gerade bleibt und du keine Ausweichbewegungen mit dem Becken machst.

VARIANTEN

Du kannst das Band um die Schultern legen oder um den oberen Rücken unter die Achseln.

Du kannst ein »Y-Heben« mit nach oben zeigenden Daumen ausführen (D). Das ist sehr intensiv; verwende ein Band mit geringem Widerstand.

K 29 Rückwärtiger Stütz

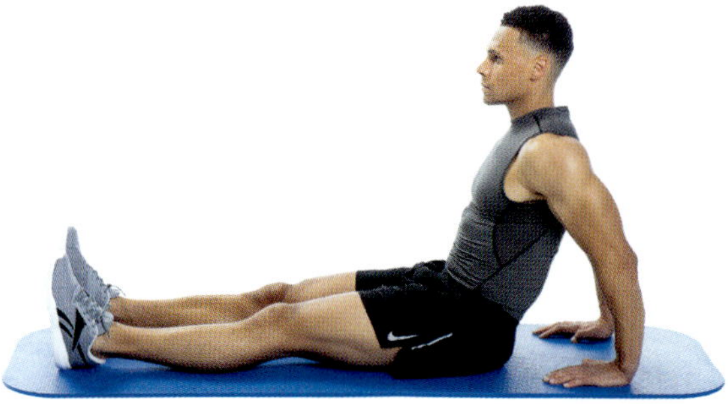

A

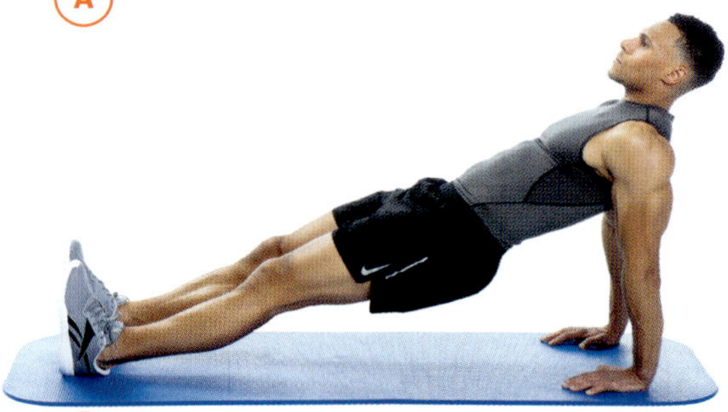

B

Die Ausgangs- und die Endposition.

KRÄFTIGUNG

++ Rumpf-, insbesondere die untere Rückenmuskulatur, hintere Oberarm- und hintere Oberschenkelmuskulatur

\+ Schulter- und Gesäßmuskulatur

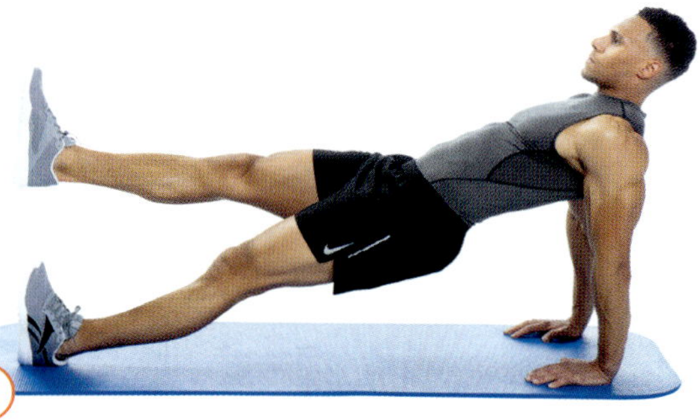

C

Rückwärtiger Stütz mit Beinheben.

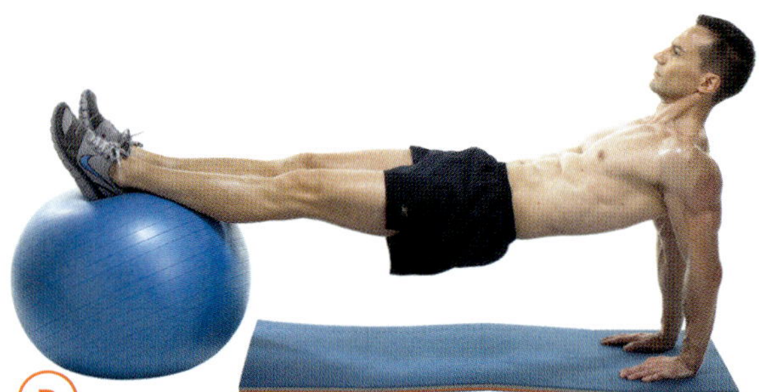

D

Die Intensivierung mit Gymball.

SO GEHT'S

- Du sitzt auf dem Boden, die Beine sind gestreckt und die Füße stehen zusammen. Die Hände stützen unter den Schultern auf dem Boden, die Finger zeigen in Richtung Füße (A).
- Spanne die Gesäß- und die Bauchmuskulatur an und ziehe die Schulterblätter zusammen.
- Drücke das Gesäß nach oben, bis dein Körper eine gerade Linie bildet (B).
- Halte diese Position – abhängig von deinem Leistungsniveau – für etwa 40–60 Sekunden. Diese statische Haltearbeit entspricht in etwa einem Satz bei dynamischen Übungen.
- Konzentriere dich auf die Aktivität der Rumpfmuskulatur und achte auf eine gleichmäßige Atmung.

VARIANTEN

Einsteiger können sich auf den Unterarmen abstützen, wodurch die Belastung für die hinteren Oberarme reduziert wird, oder die Fersen etwas näher zum Gesäß stellen.
Zur Intensivierung kannst du abwechselnd ein Bein anheben (C) oder ein Knie zur Brust ziehen.
Fortgeschrittene können die Fersen auf einem instabilen Untergrund positionieren (D).

K 30 Kreuzheben mit Band

KRÄFTIGUNG
++ untere Rücken- und Gesäßmuskulatur
\+ hintere und vordere Oberschenkel-, Bauch-, Unterarm-, obere Rücken- und Nackenmuskulatur

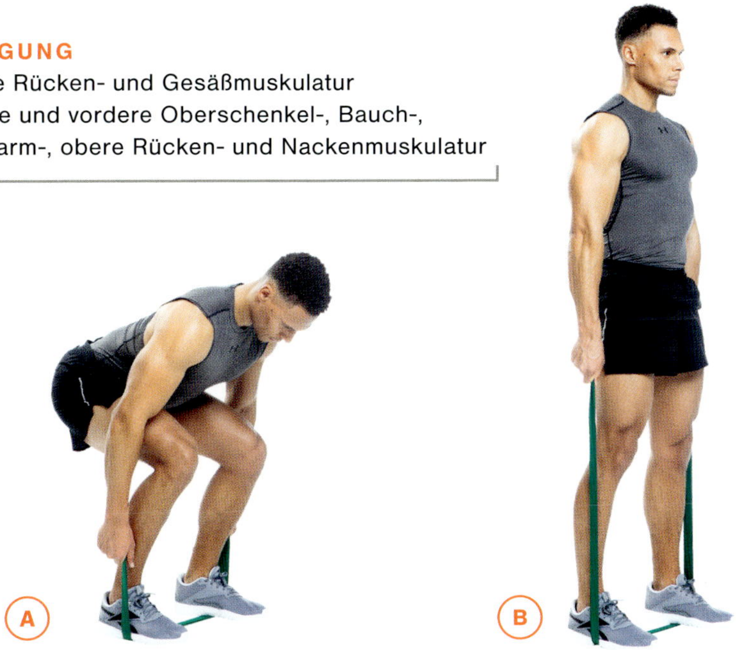

Der Bewegungsablauf.

SO GEHT'S

- Du stehst aufrecht und schulterbreit auf einem starken Fitnessband. Das Band hältst du leicht gespannt in den Händen. Drücke die Füße fest in den Boden und aktiviere die Bauch- und die Gesäßmuskulatur.
- Gehe in eine tiefe Kniebeuge, indem du das Gesäß nach hinten schiebst, und den geraden Rücken aus der Hüfte nach vorne neigst. Greife mit langen Armen das Band tiefer, damit es in deutliche Spannung kommt. Halte die Schulterblätter hinten und zusammen und atme ein. Das ist die Ausgangsposition (A).
- Strecke die Beine und richte den Oberkörper auf, während du das Band mitziehst (B). Gleichzeitig atmest du aus.
- Du musst den Oberkörper nicht vollständig aufrichten, wenn die Zugkraft für die Arme zu stark wird. Spanne das Gesäß am Ende der Bewegung bewusst nach.
- Begib dich wieder in die tiefe Kniebeuge, ohne das Band neu zu greifen, und wiederhole die Übung.
- Konzentriere dich auf die Aktivität der unteren Rückenmuskulatur. Achte darauf, dass der Rücken gerade bleibt und vermeide Ausweichbewegungen der Knie.

VARIANTEN

Einsteiger greifen das Band weniger tief und konzentrieren sich auf den korrekten Bewegungsablauf.
Wenn du mit einem Schlaufenband trainierst, kannst du die Schlaufen von außen fassen. Oder du greifst von innen und legst sie um die Handgelenke.

Mobility-Übungen

Auf den folgenden Seiten findest du wichtige Übungen für die Beweglichkeit des Rumpfes. Beim Mobilisieren bewegst du dich langsam und kontrolliert von einer Position in die andere und wieder zurück. Es geht nicht darum, besonders tief in eine Position zu gelangen, sondern um rhythmische, kontrollierte Bewegungen im für dich passenden Bewegungsumfang.

Grundsätzlich kannst du auch andere Körperbereiche als die dargestellten mobilisieren, sofern dies für dich sinnvoll ist. Verfahre dabei nach den in diesem Buch beschriebenen Prinzipien. Weitere Übungsanregungen findest du im Buch *Beweglichkeit durch Dehnen, Faszienmassage und Mobility-Training* (2020).

Beachte die folgenden Hinweise, damit sich die gewünschten Effekte einstellen:

- Nimm die Ausgangsposition ein und prüfe deine Körperausrichtung. Achte insbesondere auf eine aufrechte Kopfhaltung, einen geraden Rücken und gleichmäßig ausgerichtete Schultern. Baue Körperspannung auf, indem du die Bauch- und Gesäßmuskulatur aktivierst und die Schulterblätter nach hinten unten ziehst.
- Übe im für dich geeigneten Bewegungsumfang. Deine Beweglichkeit kann sich täglich etwas unterscheiden; möglicherweise hast du in einer vorherigen Einheit bereits einen größeren Bewegungsumfang erreicht.
- Trainiere immer schmerzfrei. Verbesserungen entstehen durch regelmäßiges Üben und das kontrollierte Ansteuern und Stabilisieren der Bewegungspositionen.

INFO: Durchführung der Mobility-Übungen

Bewege dich in einem moderaten Tempo und steigere den Bewegungsumfang nur so weit, wie es sich angenehm anfühlt – stets schmerzfrei.

Auch wenn eine Übung nur für eine Körperseite beschrieben ist, mobilisiere immer beide Seiten.

Führe 5–10 Wiederholungen pro Seite aus.

Die Pfeile auf den Übungsbildern zeigen die Bewegungsrichtung.

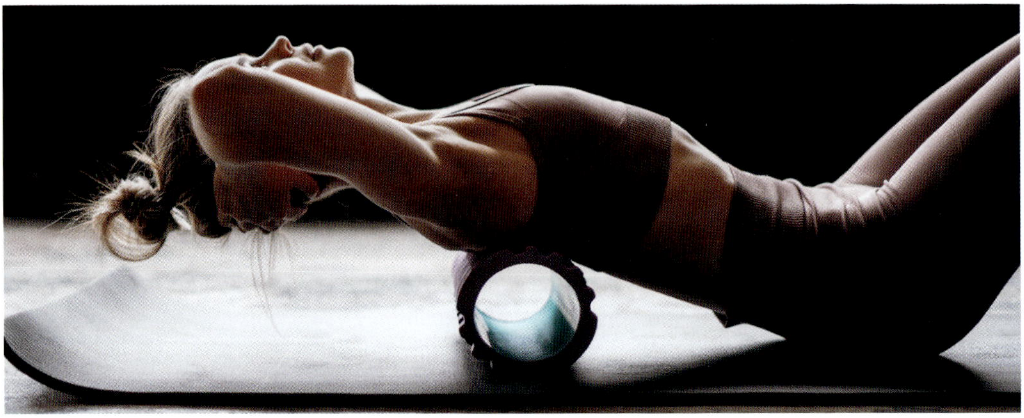

Erweitere bei den Wiederholungen vorsichtig das Zurücklehnen des Oberkörpers – bleibe dabei durchgehend schmerzfrei.

M 1 Kinnschieben vor und zurück

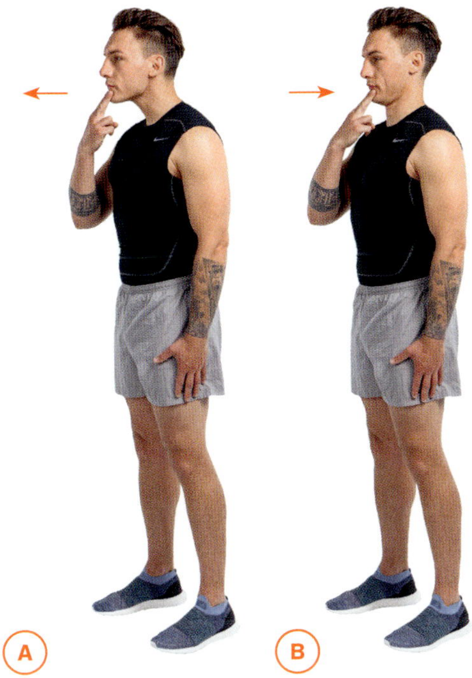

Die vordere und hintere Position.

Diese Übung mobilisiert die Halswirbelsäule. Übe im aufrechten Stand oder Sitz. Der Kopf ist aufrecht ausgerichtet, die Schultern bleiben tief. Lege einen Finger leicht an dein Kinn, ziehe das Kinn sanft zurück und schiebe es dann kontrolliert gerade nach vorn (A) und anschließend zurück (B), bis du eine leichte Spannung im Nacken spürst. Führe die Wiederholungen ruhig und kontrolliert aus, ohne die Schultern mitzubewegen. Der Finger dient lediglich zur Orientierung, damit die Bewegung geradlinig bleibt.

M 2 Seitliches Kopfneigen

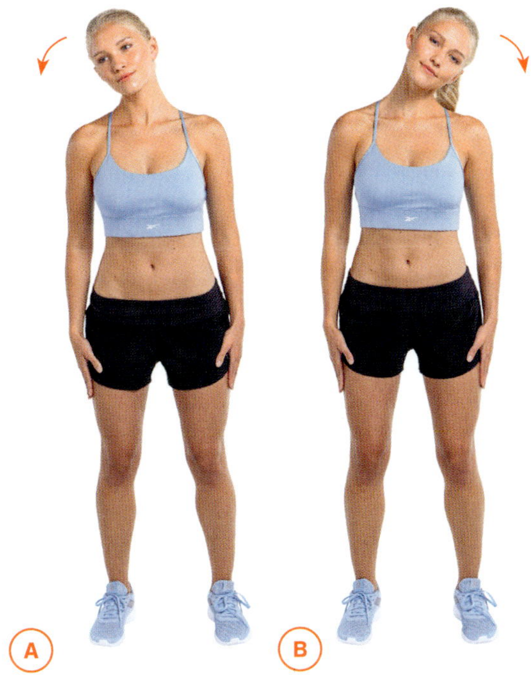

Das Neigen nach rechts und links.

Diese Übung mobilisiert die Halswirbelsäule. Übe im aufrechten Stand oder Sitz. Die Arme hängen locker neben dem Körper, der Blick bleibt geradeaus. Ziehe das Kinn leicht an und halte die Schultern tief. Neige den Kopf langsam zur rechten Seite (A), sodass sich das Ohr in Richtung Schulter bewegt – ohne die Schulter anzuheben. Halte kurz und neige den Kopf anschließend zur linken Seite (B). Führe die Bewegung langsam und kontrolliert aus.

Variante: In der Seitneigung kannst du kleine Rotationen ergänzen: Drehe das Kinn leicht diagonal nach oben und unten, ohne die Seitneigung zu verlassen.

M 3 Rücklehnen auf Hartschaumrolle

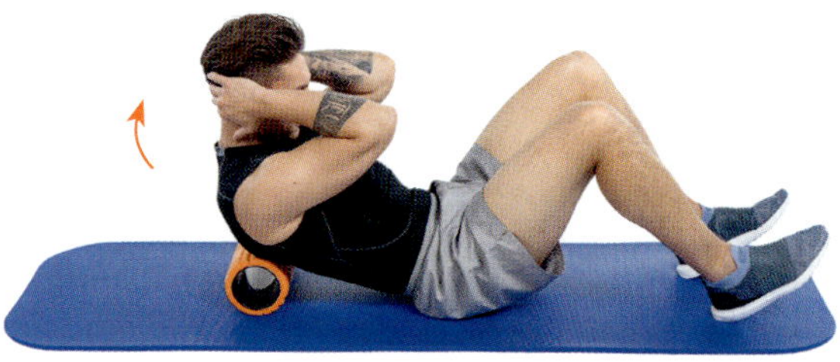

A

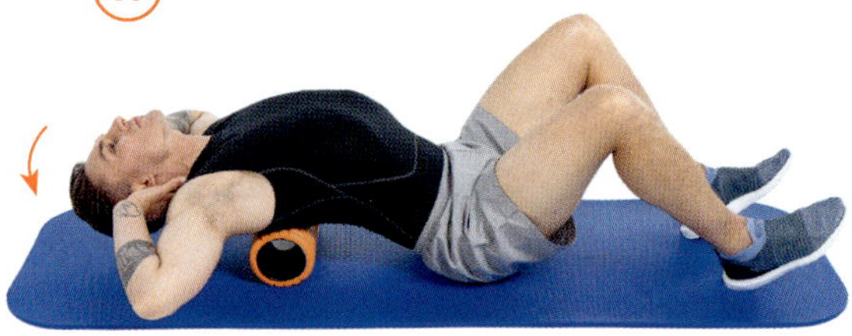

B

Einrollen und Zurücklehnen.

Diese Übung mobilisiert vor allem die Brustwirbelsäule. Lege dich mit dem Rücken auf die querliegende Rolle, sodass sie sich unterhalb der Schulterblätter befindet. Die Hände stützen den Hinterkopf leicht, die Ellbogen zeigen nach außen. Atme ein und rolle den Oberkörper leicht ein, indem du die Ellbogen zueinander führst (A). Beim langsamen Ausatmen lehnst du den Oberkörper behutsam über die Rolle zurück, ohne ins Hohlkreuz zu fallen (B). Kehre wieder ins Einrollen zurück und versuche anschließend, dich schrittweise etwas weiter zurückzulehnen.

M 4 Oberkörper einrollen und aufrichten

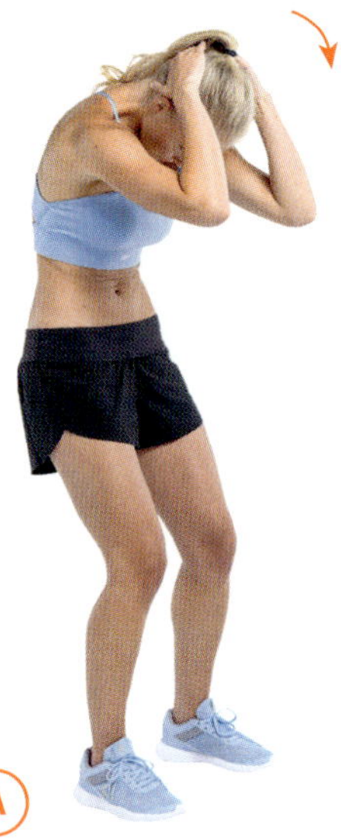

A

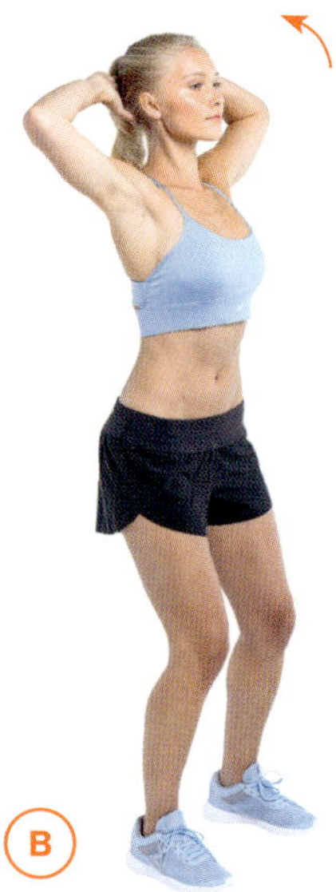

B

Bildlegende

Diese Übung mobilisiert vor allem die Hals- und Brustwirbelsäule. Führe die Bewegung bewusst langsam und gleichmäßig aus. Stelle dich aufrecht hin, die Füße hüftbreit, die Hände liegen locker am Hinterkopf. Atme ein und rolle dich langsam ein: Senke den Kopf, ziehe das Kinn sanft zur Brust und führe die Ellbogen leicht zueinander (A). Beim langsamen Ausatmen richtest du dich Wirbel für Wirbel wieder auf. Hebe das Brustbein an, öffne die Ellbogen nach außen und nimm den Blick nach oben – jedoch nur so weit, dass du nicht ins Überstrecken kommst (B).

M 5 Rücken runden und senken im Vierfüßlerstand

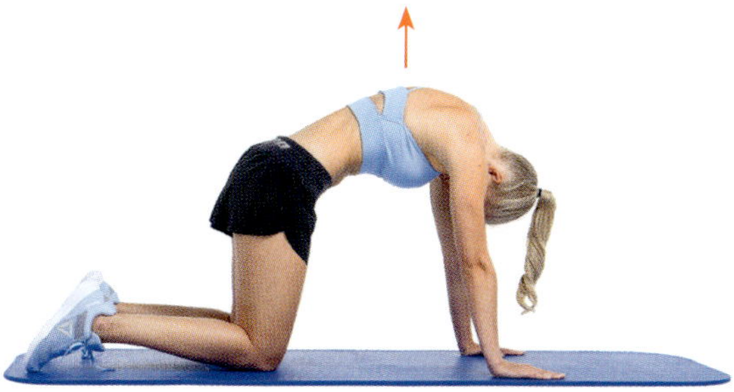

A

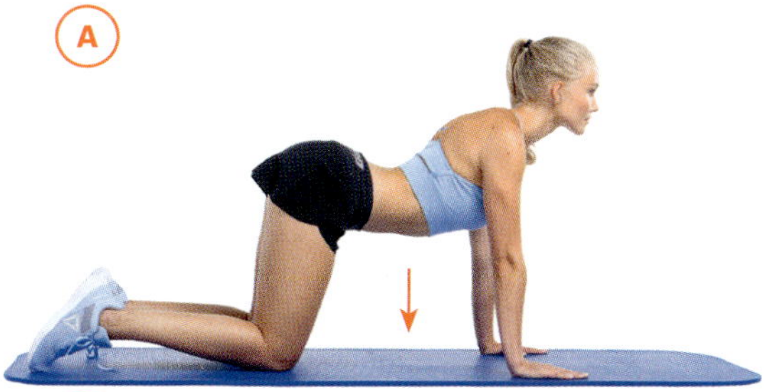

B

Die Bewegung nach oben und unten.

Diese Übung mobilisiert die gesamte Wirbelsäule und verbessert die Beweglichkeit im Becken. Gehe in den Vierfüßlerstand, die Hände stehen unter den Schultern, die Knie unter den Hüften. Atme aus, ziehe den Bauchnabel nach innen oben und runde den Rücken, das Kinn zieht sanft zur Brust (A). Atme ein und senke den Bauch Richtung Boden. Kippe das Becken nach vorn, bringe den unteren Rücken in eine leichte Hohlkreuzposition und hebe den Kopf leicht an – ohne den Nacken zu überstrecken (B). Führe beide Positionen langsam und fließend im Wechsel aus.

M 6 Rotation im Vierfüßlerstand

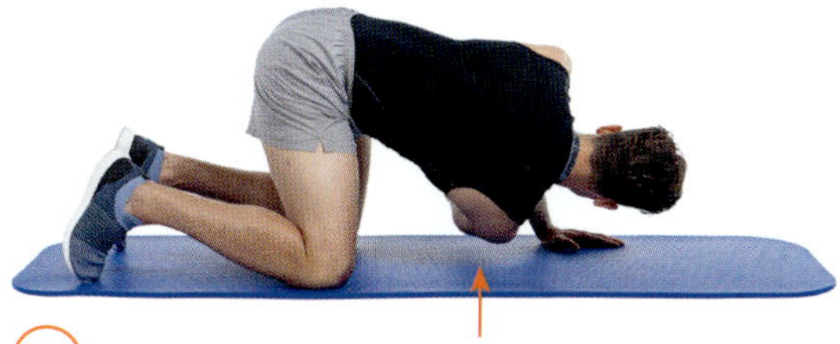

A

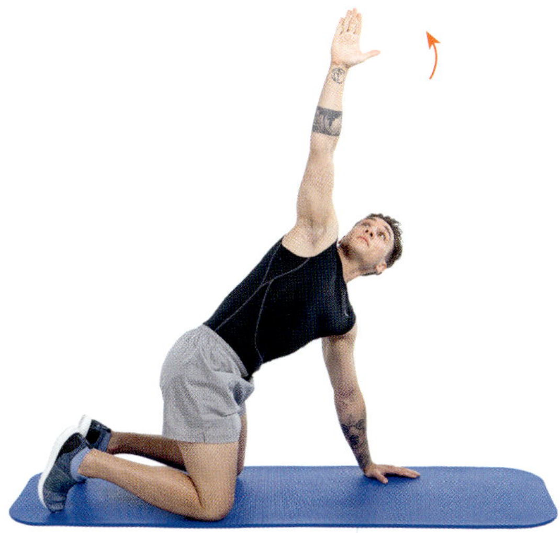

B

Eindrehen und Öffnen.

Diese Übung mobilisiert die Brustwirbelsäule und verbessert die Rotationsfähigkeit der Wirbelsäule. Gehe in den Vierfüßlerstand, die Hände stehen unter den Schultern. Hebe den rechten Arm an. Atme ein und führe den rechten Arm nach innen (A). Atme aus und öffne die Rotation nach außen (B). Halte das Becken dabei stabil, indem du die Gesäßmuskulatur anspannst. Führe mehrere Wiederholungen aus und halte die Endposition der letzten Wiederholung für 3–5 Atemzüge.

M7 Beckenkippen im Stand

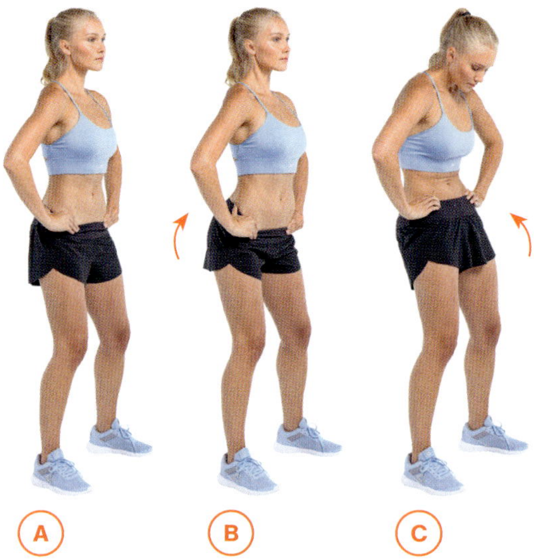

Der Bewegungsablauf.

Diese Übung mobilisiert die Lendenwirbelsäule und das Becken.
Stelle dich aufrecht hin, die Füße hüftbreit auseinander, die Hände liegen an den Beckenknochen (A). Kippe das Becken langsam nach vorn (B) und anschließend kontrolliert nach hinten (C). Führe die Bewegung gleichmäßig und kontrolliert aus. Beim Zurückkippen spannst du bewusst Bauch- und Gesäßmuskulatur an.

M8 Beckenkippen in Rückenlage

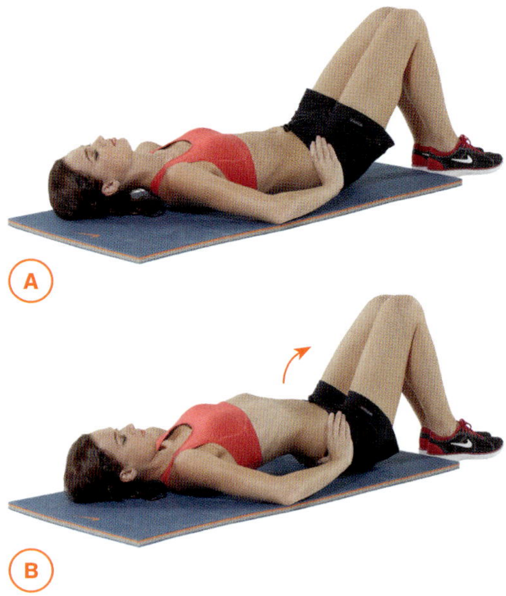

Das vorgekippte Becken.

Diese Übung mobilisiert die Lendenwirbelsäule und das Becken. Lege dich auf den Rücken, die Beine sind angestellt, die Füße stehen hüftbreit auseinander. Lege die Hände an die Beckenknochen (A). Kippe nun das Becken langsam nach vorn (B), also leicht ins Hohlkreuz, und anschließend zurück, sodass der untere Rücken sanft gegen den Boden gedrückt wird. Führe die Bewegung langsam und gleichmäßig aus; die Hände helfen dir, die Beckenbewegung besser wahrzunehmen.

M 9 Gebeugtes Beinsenken in Rückenlage – Kniependeln

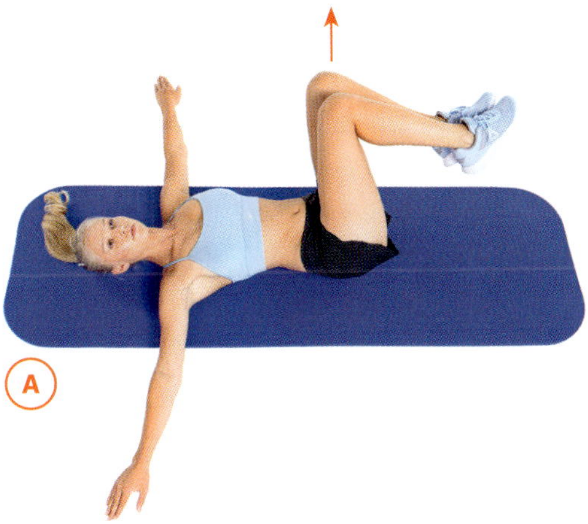

A

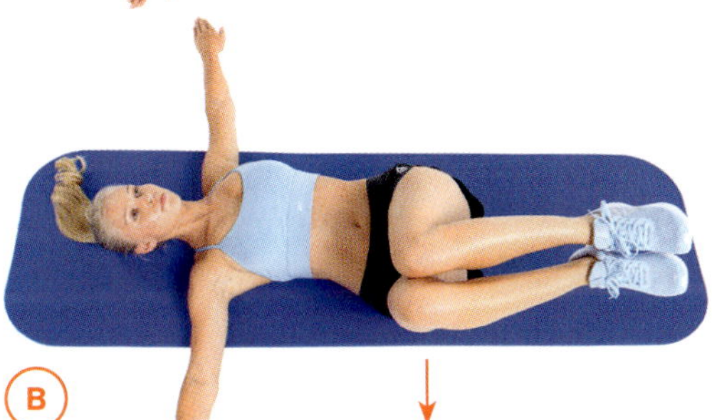

B

Die Bewegung nach links und rechts.

Diese Übung mobilisiert die Lendenwirbelsäule und verbessert die Beweglichkeit im unteren Rücken. Lege dich auf den Rücken und ziehe die Beine im 90-Grad-Winkel an. Die Arme liegen seitlich ausgestreckt am Boden, die Handflächen zeigen nach unten. Senke die Beine langsam abwechselnd zur linken (A) und rechten Seite (B), ohne dass sich die Schulter der Gegenseite vom Boden löst, und kehre jeweils kontrolliert in die Mitte zurück.

M 10 Rotation in Seitenlage

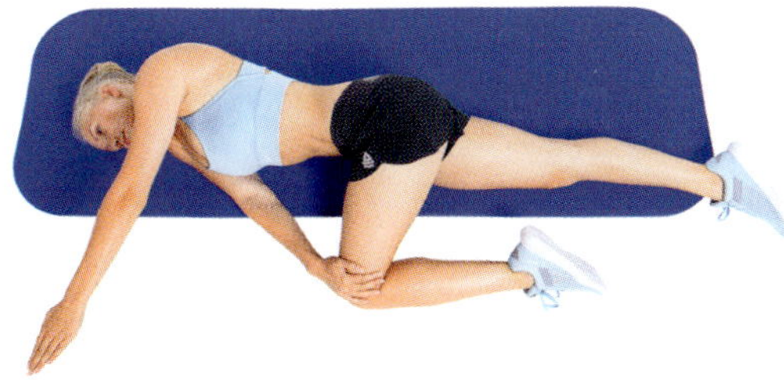

A

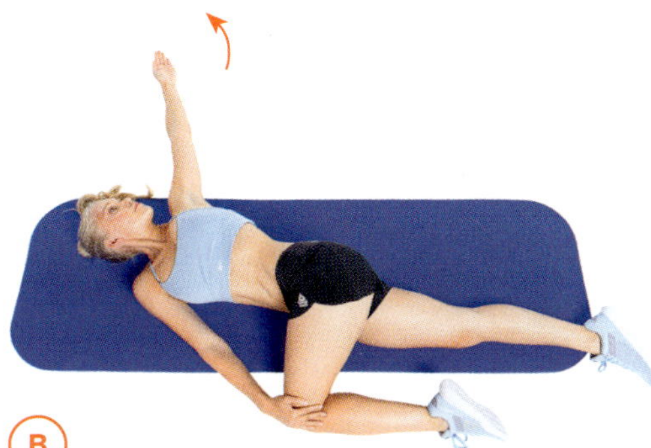

B

Die Ausgangsposition und die Rotation.

Diese Übung mobilisiert den Rumpf und verbessert die Rotationsfähigkeit der Brustwirbelsäule. Lege dich auf die Seite. Das obere Bein ist angewinkelt und liegt vor dem Körper, das untere Bein bleibt gestreckt. Fixiere das obere Knie mit der unteren Hand, damit das Becken stabil bleibt. Strecke den oberen Arm nach vorn (A). Drehe nun den Oberkörper langsam zur Gegenseite auf, wobei Arm und Kopf mitrotieren (B), bis du eine angenehme Spannung spürst. Rotiere langsam vor und zurück und erweitere dabei behutsam den Bewegungsradius. Halte nach der letzten Wiederholung die Endposition für etwa drei Atemzüge.

Dehnübungen

Auf den folgenden Seiten findest du die Dehnübungen für den ganzen Körper. Benötigst du weitere Übungen, so findest du diese im Buch *Richtig Dehnen & Stretchen* (2025). Beachte die folgenden Hinweise:

- Beginne in einer stabilen Ausgangsposition. Eine unsichere Haltung kann bei hoher Dehnintensität dazu führen, dass du die optimale Position überschreitest und dich verletzt.
- Bewege dich langsam an deine Dehnposition heran. Deine Beweglichkeit variiert täglich; es kann sein, dass du an einem anderen Tag eine tiefere Position erreichst als zuvor.
- Wenn Schmerzen auftreten, verringere die Dehnposition. Die Beweglichkeit verbessert sich, indem du den entspannten Muskel langsam an die neue Position gewöhnst und regelmäßig übst.
- Nachdem du deine Dehnposition gefunden hast, wende die gewählte Methode an. Atme ruhig und spüre, wie die Muskelspannung nachlässt. Die Erweiterung der Dehnung erfolgt während der Ausatmung. Löse dich anschließend langsam aus der Position.

INFO: Durchführung der Dehnübungen

Nimm eine Ausgangsposition ein, in der du einen leichten Dehnreiz spürst. Dehne nach der Methode »Entspannen – Erweitern« oder der Methode »Anspannen – Entspannen – Erweitern« (Seite 33).
Auch wenn eine Übung nur für eine Körperseite dargestellt wird, dehne immer beide Seiten.
Die Pfeile auf den Übungsbildern zeigen die Bewegungsrichtung.

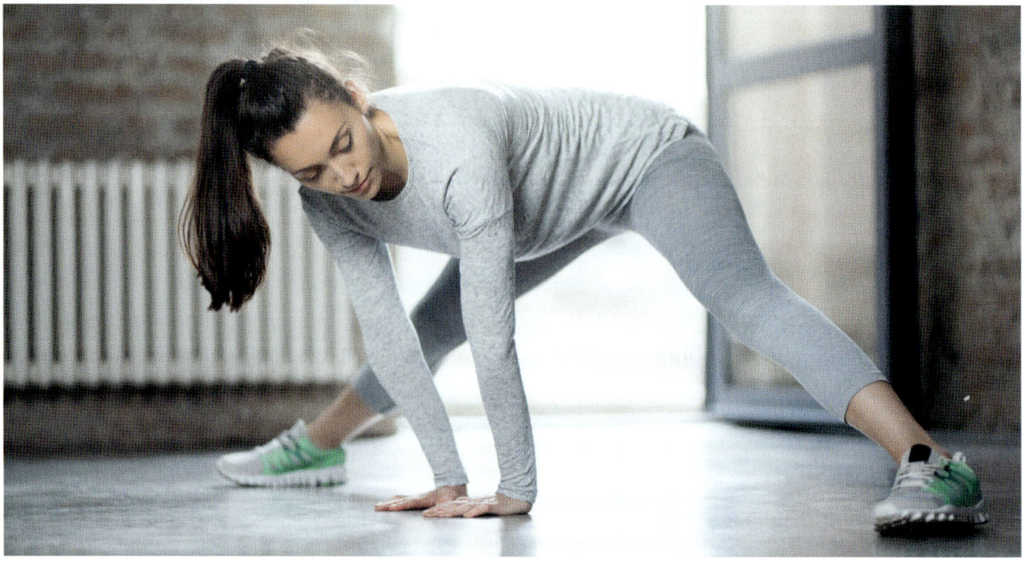

Du kannst intensive Dehnpositionen einnehmen, solange du sie stabil halten kannst, schmerzfrei bleibst und die Zielmuskulatur in der Position entspannen kannst.

D 1 Kopfneigen zur Seite

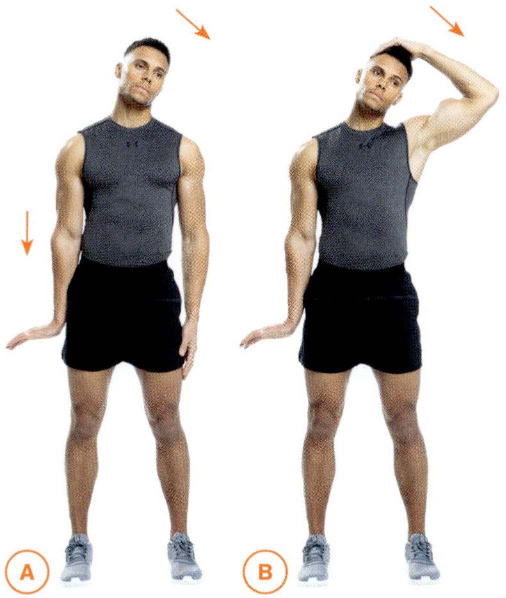

Das seitliche Kopfneigen.

Um die Hals- und Nackenmuskulatur zu dehnen, stellst du dich gerade hin und lehnst den Kopf zur linken Seite. Schiebe langsam den rechten Arm eng am Körper nach unten (A), bis du einen leichten Dehnreiz in der Nackenmuskulatur spürst. Nun führst du die gewählte Dehnmethode aus.
Wenn die Dehnspannung nachlässt, greifst du mit dem linken Arm über den Kopf (B) und ziehst ihn sanft weiter nach unten, bis du einen erneuten Reiz spürst. Anschließend dehnst du die andere Seite.

D 2 Brustvorschieben

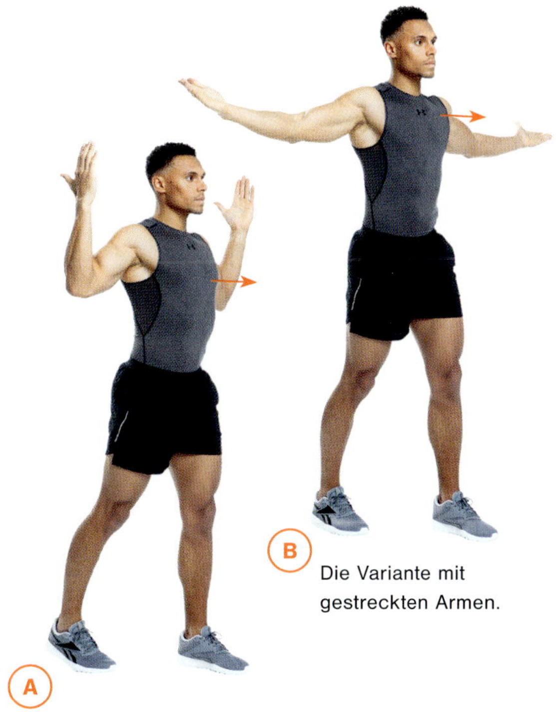

(B) Die Variante mit gestreckten Armen.

(A) Die Dehnung in U-Haltung.

Diese Übung dehnt die Brust-, vordere Schulter- und vordere Oberarmmuskulatur. Du stehst im beginnenden Ausfallschritt. Die Arme sind U-förmig angehoben. Schiebe den Brustkorb nach vorn und die Arme nach hinten, bis du einen leichten Dehnreiz spürst (A).
Wenn du die Arme gestreckt hast, intensivierst du die Dehnung der vorderen Oberarmmuskulatur (B).

D 3 Seitliches Armschieben

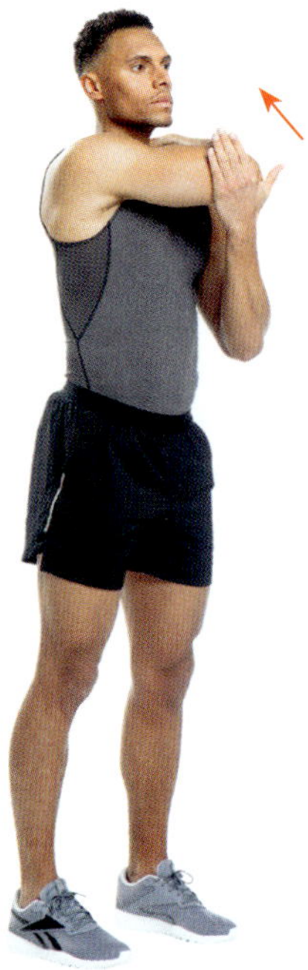

A

Das seitliche Armschieben

Mit dieser Übung dehnst du die Schulter-, hintere Oberarm- und obere Rückenmuskulatur. Du stehst aufrecht, mit dem rechten Arm in Schulterhöhe vor dem Körper. Drücke mit der linken Hand oberhalb des Ellbogens und schiebe so den rechten Arm am Kopf vorbei seitlich nach hinten (A), bis du den Dehnreiz spürst. Anschließend dehnst du die linke Seite.

D 4 Handgreifen hinter dem Rücken

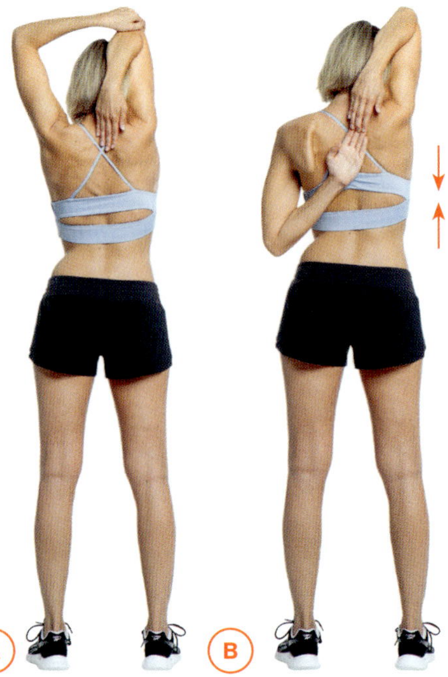

A B

Die erste und die zweite Dehnposition.

Die Übung dehnt die Schulter-, die Arm-, Brust- und obere Rückenmuskulatur. Stelle dich aufrecht hin und lasse den rechten Unterarm hinter dem Kopf nach unten hängen. Schiebe nun mit der linken Hand den rechten Ellbogen gerade nach unten (A), bis du einen Dehnreiz spürst.

Nach der Dehnung in der ersten Position, bleibst du mit dem rechten Arm in dieser Stellung. Die linke Hand führst du hinter dem Rücken von unten nach oben (B), bis du einen erneuten Dehnreiz spürst.

Du kannst die Hände entlang eines Handtuchs aufeinander zubewegen. Fortgeschrittenen gelingt es, dass sich beide Hände greifen.

D 5 Kniesenken

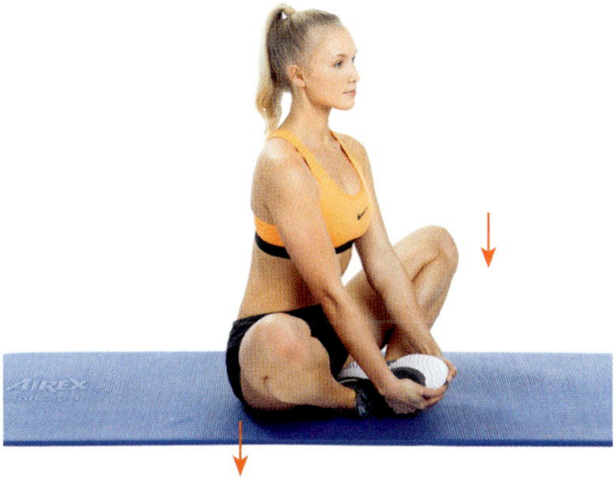

(A) Das Kniesenken im Sitz.

Diese Übung dehnt die innere Oberschenkelmuskulatur. Setze dich aufrecht hin, mit den Fußsohlen aneinander, sodass die Knie nach außen zeigen. Ziehe die Füße so weit wie möglich zu dir heran und schiebe die Hüften vor. Nun lässt du die Knie nach außen sinken (A). Du kannst mit den Armen leichten Druck auf die Knie ausüben.

D 6 Grätschstand

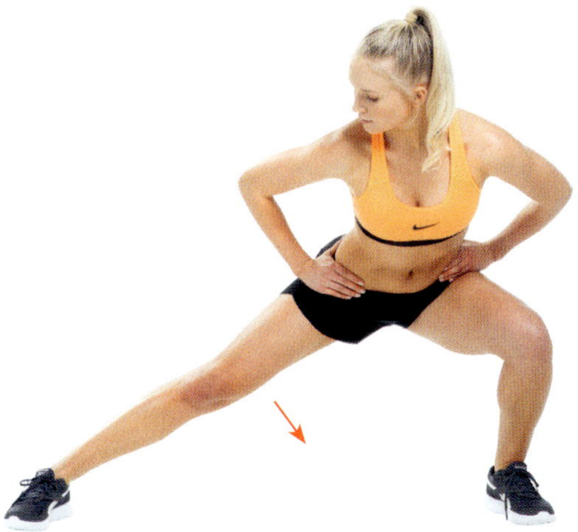

(A) Das Dehnen im Grätschstand.

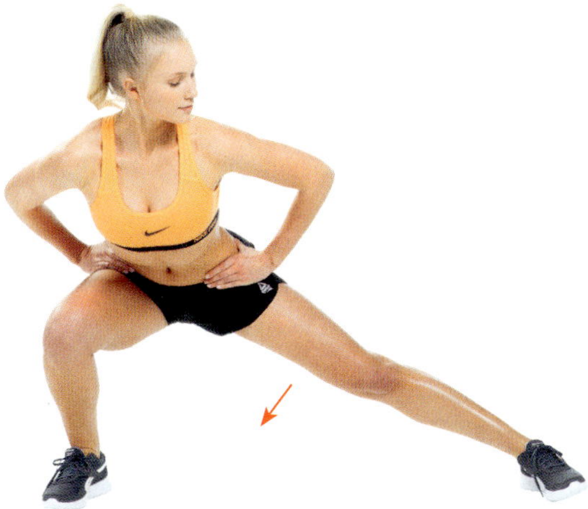

(B)

Diese Übung dehnt vorrangig die innere Oberschenkelmuskulatur sowie die hintere Oberschenkel- und die Wadenmuskulatur. Spreize im aufrechten Stand die Beine auseinander, bis du eine leichte Dehnspannung spürst. Achte darauf, dass die Hüften vorn bleiben und nicht nach hinten ausweichen.

Wenn die Dehnspannung nach einigen Sekunden nachlässt, beuge du ein Bein, bis du eine erneute Dehnung spürst und dehne diese Seite (A). Nun streckst du das Bein wieder und führst die Dehnung zur anderen Seite aus (B). Danach kannst du dich etwas tiefer in den Grätschstand begeben.

D7 Rückwärtiges Fersenanziehen

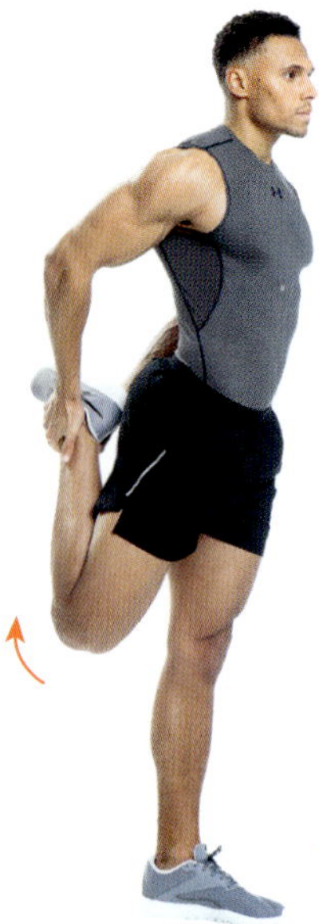

(A) Das Fersenanziehen.

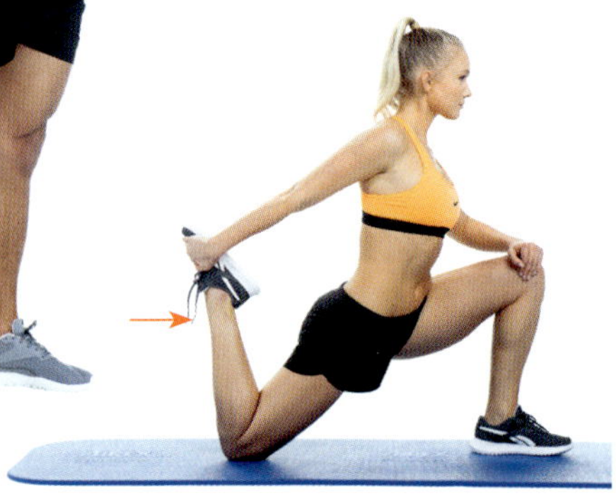

(B) Die Variante im abgelegten Ausfallschritt.

Mit dieser Übung dehnst du die vordere Oberschenkel- und die Hüftmuskulatur. Bringe im Stand einen Fuß so weit wie möglich zum Gesäß. Greife den Fuß und ziehe ihn weiter zum Gesäß (A). Dabei drückst du bewusst die Hüfte nach vorn. Einsteiger können sich mit der freien Hand an einem Gegenstand oder einer Wand abstützen.
Als Option kannst du das Anziehen des Unterschenkels am Boden im abgelegten Ausfallschritt (B) oder liegend ausführen.

D8 Gestrecktes Beinanziehen

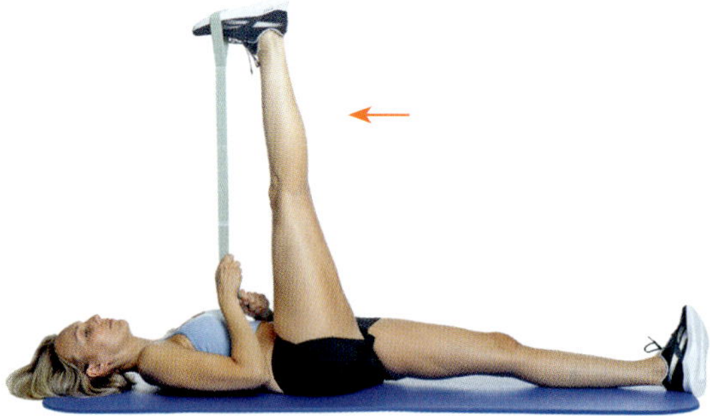

(A) Das Anziehen des Beins.

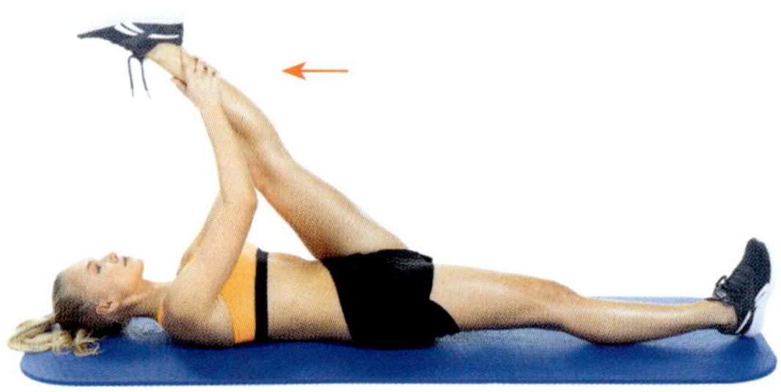

(B) Die Ausführung ohne Hilfsmittel.

Diese Übung dehnt die hintere Oberschenkel-, die Waden-, die Rücken- und die Gesäßmuskulatur. In Rückenlage ziehst du das gestreckte Bein mit einem Handtuch, Gürtel oder Seil (A) in Richtung Oberkörper, bis du eine Dehnspannung spürst. Das andere Bein bleibt auf dem Boden. Anschließend dehnst du die andere Seite.
Fortgeschrittene können den Unterschenkel greifen (B).

D 9 Körperdrehung im Sitz

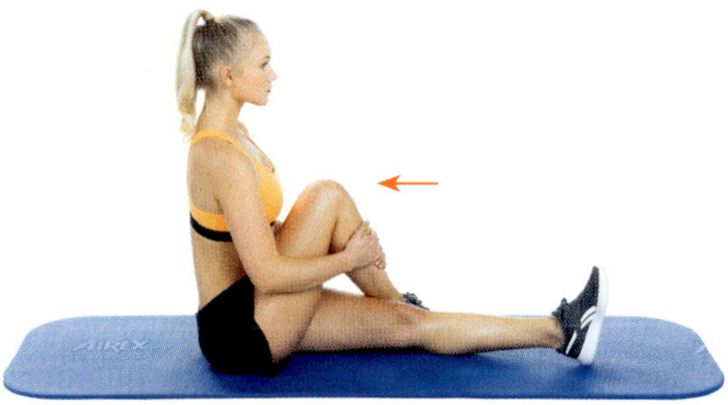

(A)

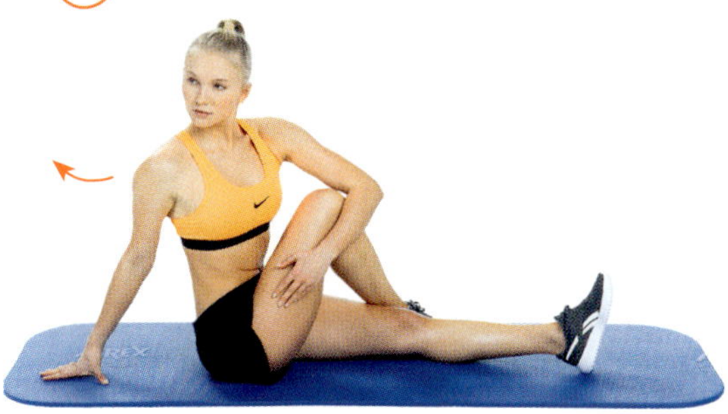

(B) Die erste und zweite Dehnposition.

Diese Übung dehnt die Gesäß-, die äußere Oberschenkel- und die Rückenmuskulatur. Du sitzt mit gestreckten Beinen und aufrechtem Oberkörper auf dem Boden. Stelle den rechten Fuß über das linke Bein auf den Boden und ziehe das Knie möglichst nahe an dich (A).
Nachdem du in der ersten Position gedehnt hast, legst du den linken Ellbogen an die Außenseite des rechten Knies und drehst den Kopf und den Oberkörper im Uhrzeigersinn (B), bis du einen erneuten Dehnreiz spürst.

D 10 Körperdrehung in Seitenlage

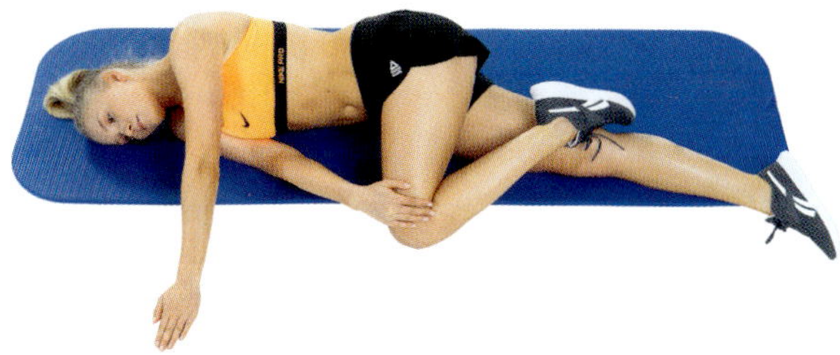

(A)

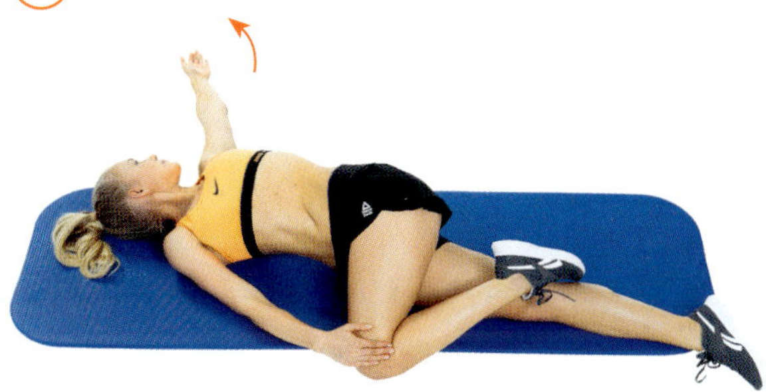

(B) Das Einnehmen der Dehnposition.

Diese Übung dehnt die Rumpf-, die Brust-, die vordere Schulter- und die vordere Oberarmmuskulatur. Begib dich in Seitenlage, das obere Bein ist angezogen und das untere Bein gestreckt abgelegt. Fixiere das obere Bein mit der unteren Hand am Boden (A). Nun drehst du den Rumpf zur anderen Seite, der obere Arm und der Kopf bewegen sich mit (B). Geübte können die obere Schulter und den oberen Arm auf dem Boden ablegen. Anschließend führst du die Drehung zur anderen Seite aus.
Ist dir die Übung zu intensiv, dann begib dich in Rückenlage mit angezogenen Beinen. Lass die gebeugten Beine zur Seite sinken.

Rollübungen

Auf den folgenden Seiten findest du wichtige Übungen zur Faszienmassage. Grundsätzlich kannst du auch andere Körperbereiche abrollen, wenn dort Verspannungen oder Verklebungen bestehen. Die Übungen kannst du mit der großen Faszienrolle, einem Faszienball und einem Golfball ausführen. Hier wird davon ausgegangen, dass du das Abrollen einsetzt, um Verspannungen und Verklebungen zu lösen. Liegt jedoch eine akute oder ernsthafte Verletzung vor, dann musst du dich zuvor mit einem Orthopäden absprechen.

Wenn du weitere Übungen suchst, findest du diese im Buch *Beweglichkeit durch Dehnen, Faszienmassage und Mobility-Training* (2020). Beachte die folgenden Hinweise:

- Nimm die Ausgangsposition ein, prüfe deine Körperhaltung und baue Körperspannung auf – besonders im Rumpf.
- Wenn das Rollen mit dem eigenen Körpergewicht am Boden zu intensiv ist, rolle alternativ mit Wanddruck oder im Sitzen mit Handdruck.
- Rolle mit der für die jeweilige Körperpartie passenden Intensität – dem »Wohlschmerz« (angenehmer Druck, aber kein starker oder stechender Schmerz).

INFO: Durchführung der Rollübungen

Stabilisiere deine Ausgangsposition und führe die Übung so lange aus, wie es dir guttut. Empfehlenswert sind 5–10 Rollbewegungen pro Körperpartie bzw. 30–60 Sekunden.
Beginne an einem Muskelansatz und rolle langsam bis zum anderen Ende. Vermeide es, direkt über Gelenke zu rollen.

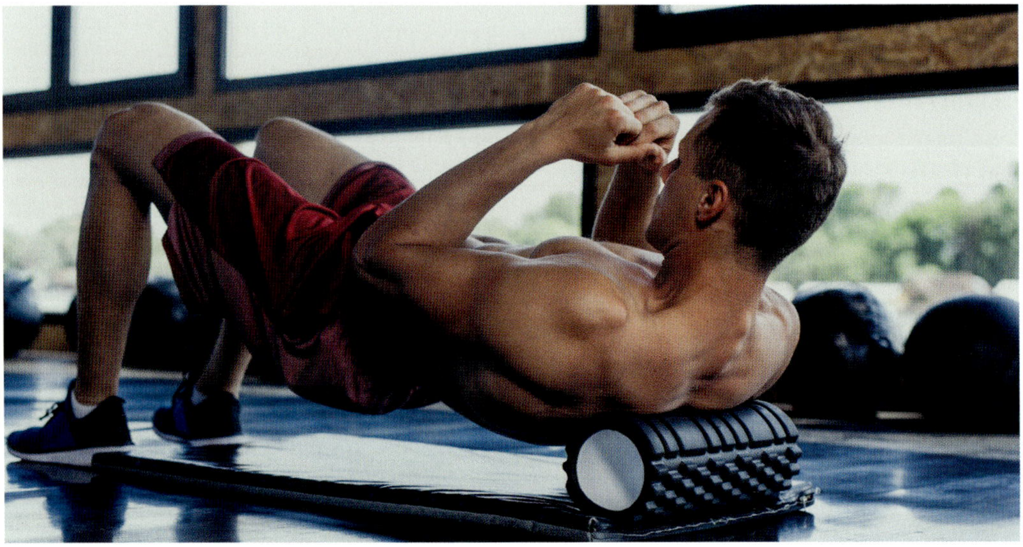

Das Abrollen löst Verspannungen und kann bei der Regeneration unterstützen.

R 1 Füße

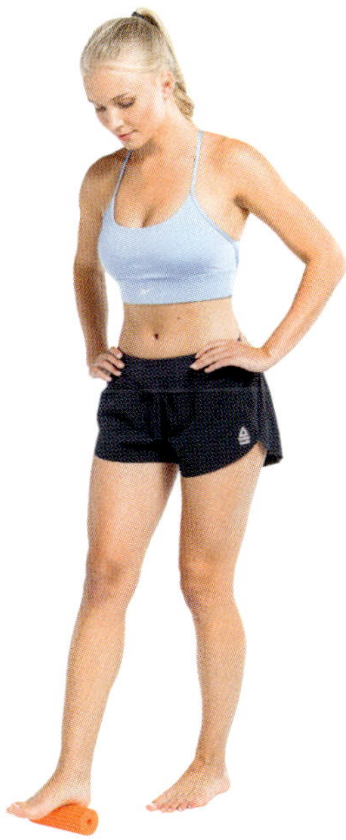

(A) Das Abrollen im Stand.

Du kannst die Fußsohlen im Sitz oder Stand (A) abrollen. Gut eignen sich ein Golfball, ein kleiner Faszienball oder eine kleine Faszienrolle. Am besten übst du ohne Socken, was aber nicht zwingend ist. Rolle auch über die Innen- und die Außenseite des Fußes.

R 2 Waden

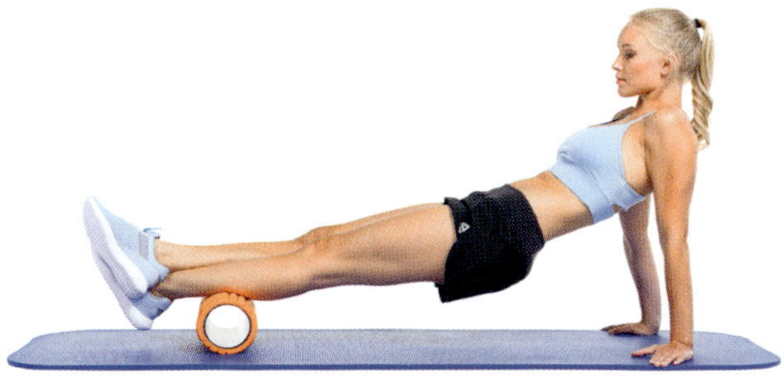

(A) Das Abrollen der Wade.

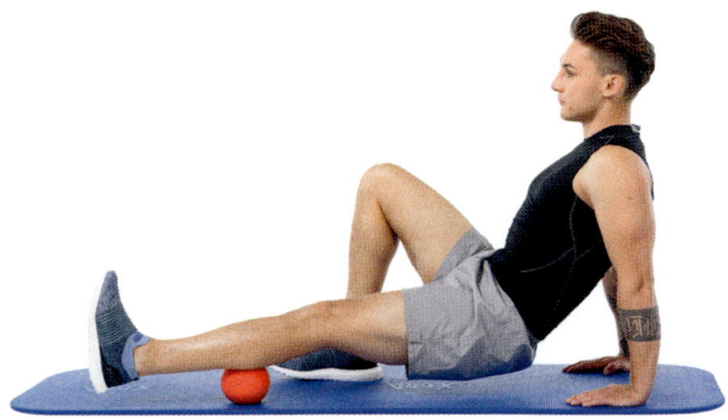

(B) Das Rollen mit dem großen Faszienball.

Du sitzt auf dem Boden mit gestreckten Beinen und hast die Unterschenkel auf der großen Rolle platziert (A). Rolle über die ganze Muskulatur. Ist der Druck zu intensiv, dann stellst du ein Bein auf.
Möchtest du den Druck erhöhen, dann behandele einseitig und lege das freie Bein über das Übungsbein.
Auch mit einem großen Faszienball (B) kannst du den Druck intensivieren.

R3 Rückseiten der Oberschenkel

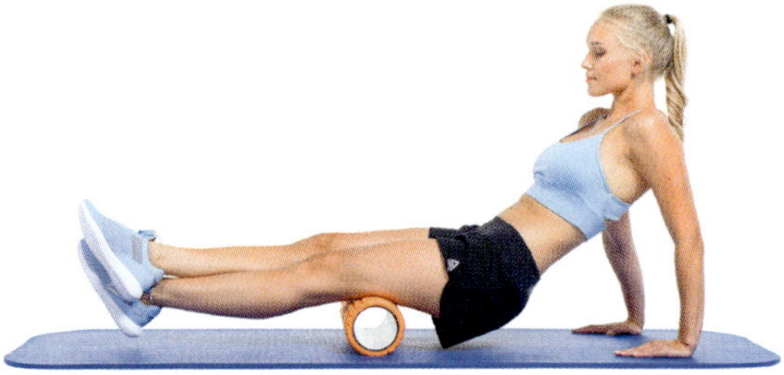

(A) Das Behandeln der Oberschenkelrückseite.

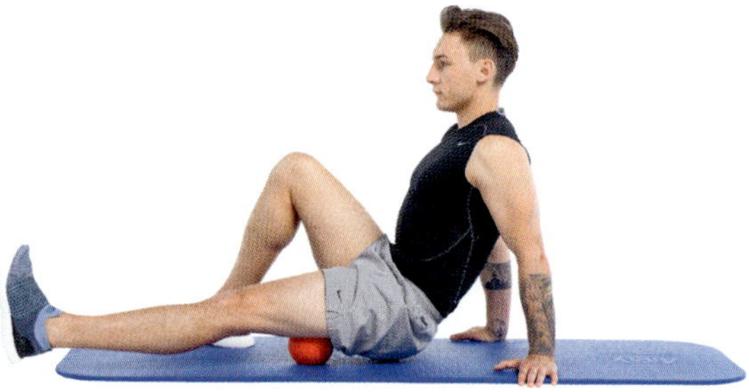

(B) Das Behandeln mit dem Faszienball.

Du bist auf dem Boden mit gestreckten Beinen, mit einer oder beiden Oberschenkelrückseiten auf der großen Rolle (A) oder dem großen Faszienball (B). Mit den Händen stützt du dich hinter dem Gesäß ab. Ist dir so der Druck zu intensiv, dann stelle einen Fuß auf, um das Gewicht auf der Rolle zu verringern.

R4 Außenseiten der Oberschenkel

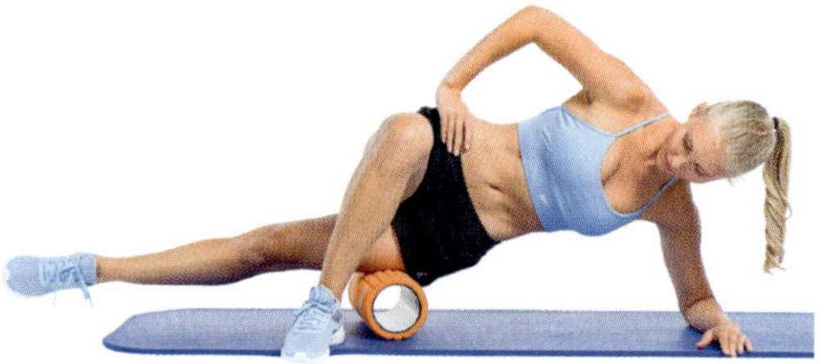

(A) Das Abrollen der Oberschenkelaußenseite.

Du nimmst die Seitenlage ein, mit gestrecktem unterem Bein auf der großen Rolle (A). Mit dem oberen Fuß stützt du dich vor dem Körper ab. Durch Körperverschieben rollst du von dem Bereich oberhalb des Knies bis zum Hüftansatz.
Ist dir der Druck nicht intensiv genug, dann kannst du beide Beine übereinander in der Luft halten oder einen großen Faszienball nutzen.

R 5 Vorderseiten der Oberschenkel

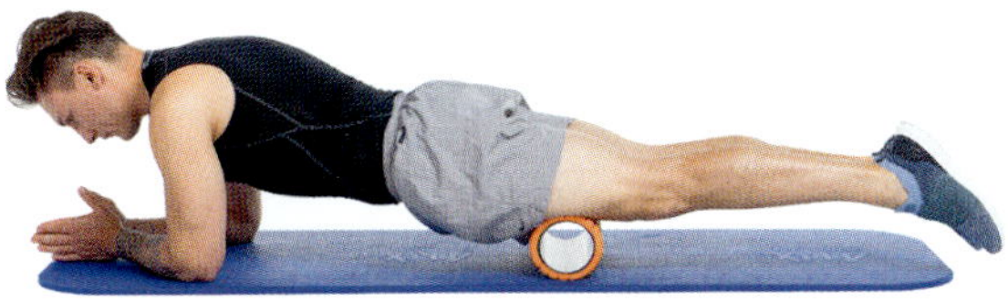

(A) Das beidbeinige Abrollen mit der großen Rolle.

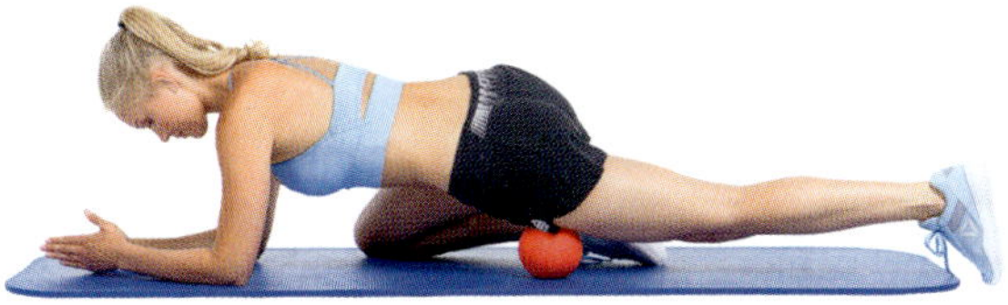

(B) Das punktuelle Behandeln mit dem Faszienball.

Im Unterarmstütz positionierst du die Oberschenkel auf der großen Rolle (A). Ist dir dies zu intensiv, dann kannst du ein Knie auf dem Boden abstützen.
Schmerzende Stellen kannst du gut mit einem großen Faszienball (B) behandeln. Wenn du dabei beide Beine in der Luft hast, wird es sehr intensiv.

R 6 Innenseiten der Oberschenkel

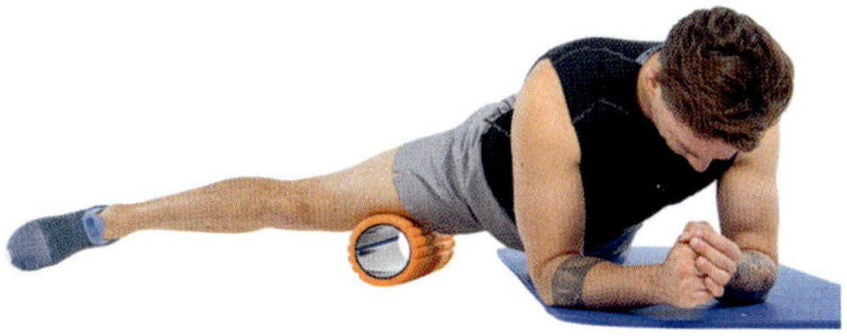

(A) Das Behandeln mit der großen Rolle.

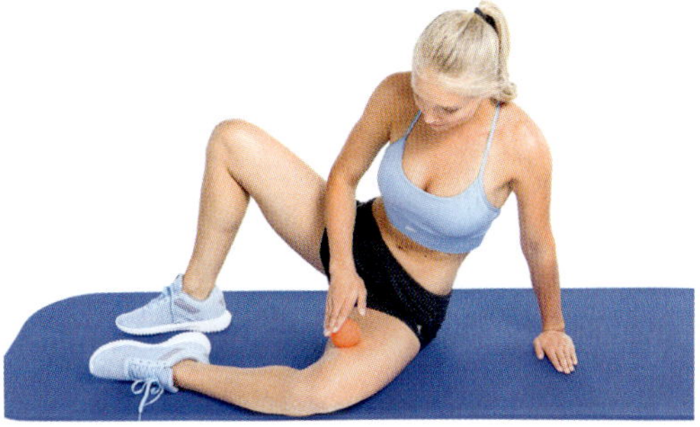

(B) Das Behandeln im Sitz.

Du bist in der Bauchlage und stützt dich mit den Unterarmen ab. Das Übungsbein ist seitlich abgespreizt mit der Innenseite auf der großen Rolle (A) oder dem Faszienball. Rolle von Hüftansatz bis zum Knie.
Du kannst alternativ in Seitenlage üben, indem du das untere Bein gebeugt vor dem Körper hast und die Innenseite des oberen Beins abrollst. Ist der Druck zu stark, dann rolle im Sitz die Kugel über die Innenseite (B).

R7 Gesäß

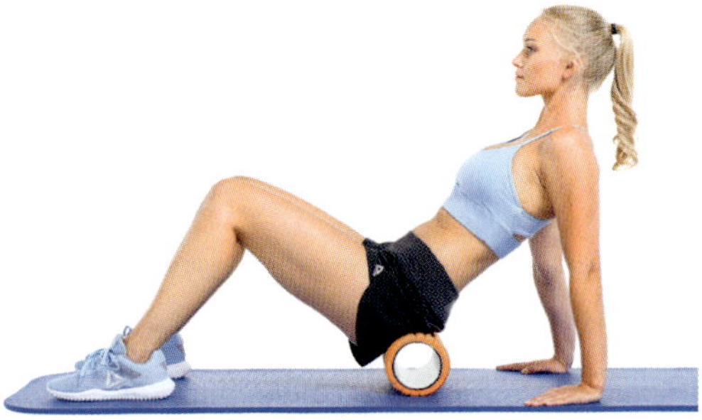

(A) Das Abrollen des Gesäßes mit der Rolle.

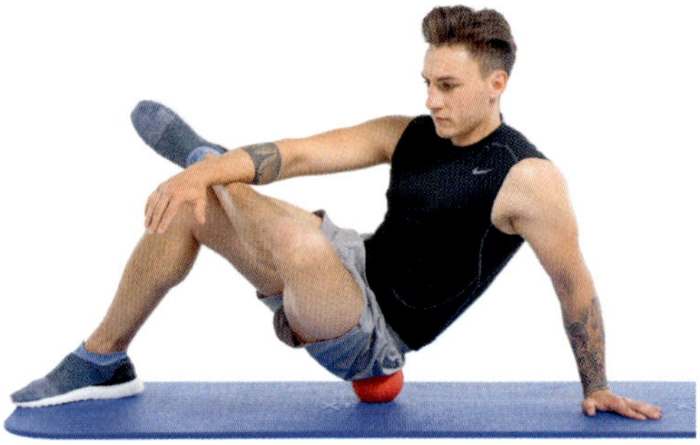

(B) Das einseitige Behandeln mit dem großen Faszienball.

Setze dich mit dem Gesäß auf die große Rolle (A) und stütze dich mit den Händen auf dem Boden ab. Rolle über die gesamte Muskulatur.
Du kannst einseitig behandeln und so intensiveren Druck aufbauen. Dazu kannst du gut den großen Faszienball (B) einsetzen.

R8 Unterer Rücken

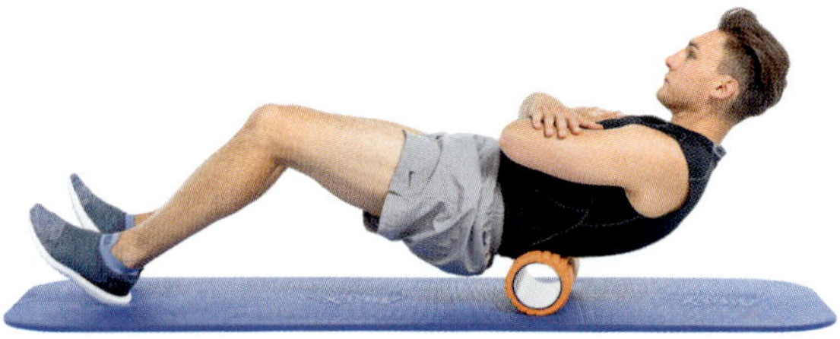

(A) Das Behandeln des unteren Rückens mit der großen Rolle.

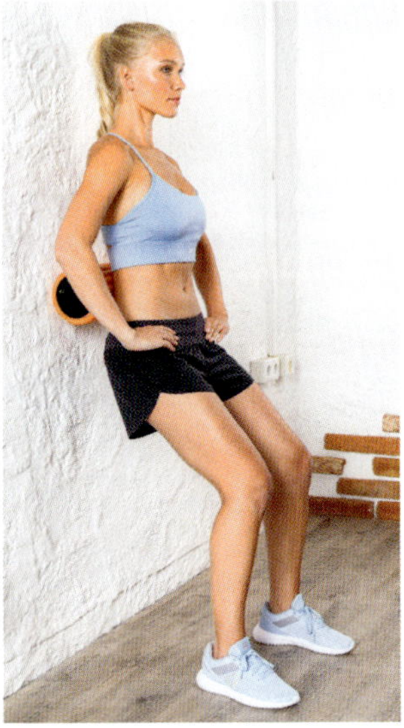

(B)

Das Behandeln an der Wand.

Du legst dich mit dem unteren Rücken auf die große Rolle (A). Die Füße sind aufgestellt und das Gesäß ist in der Luft. Du kannst dich mit den Händen auf dem Boden abstützen oder, wenn du mehr Druck möchtest, die Hände vor dem Oberkörper verschränken.
Du kannst auch den mittelgroßen Doppelball nutzen, um die Muskelstränge abzurollen. Stütze dich mit den Händen ab und lasse dich beim Ausatmen auf das Tool sinken.
Ist der Druck am Boden zu stark, dann kannst du an der Wand üben (B).

R 9 Oberer Rücken

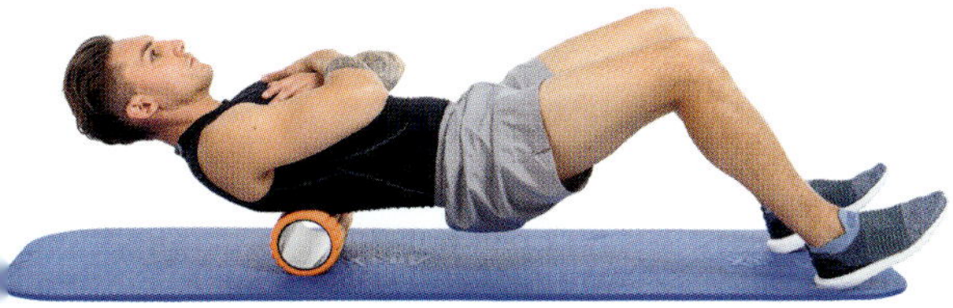

(A) Das Rollen über den oberen Rücken.

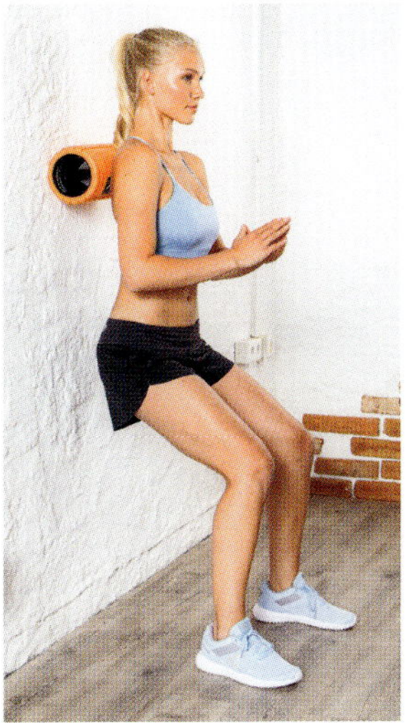

(B) Das Abrollen an der Wand.

Du kannst den oberen Rücken mit der großen Rolle in Rückenlage (A) abrollen. Abhängig davon, wie viel Druck du wünschst, stützt du dich mit den Händen am Boden ab oder hast sie in der Luft.
Du kannst intensiver behandeln, wenn du einen 6–8 cm großen Doppelball einsetzt. Du kannst einen Ball nutzen, um intensiv den Bereich um das Schulterblatt herum zu behandeln.
Ist dir der Druck zu intensiv, dann stelle dich mit dem Rücken an eine Wand, mit der großen Rolle zwischen dir und Rücken (B). Durch Beinbeugen und -stecken bewegst du den Rücken an der Rolle entlang.

R 10 Nacken

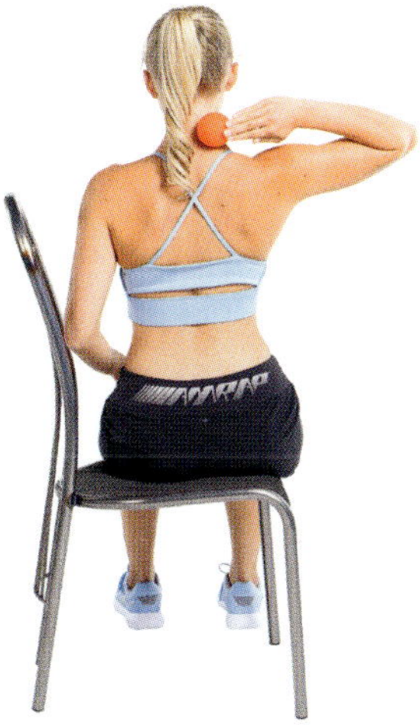

(A) Das Behandeln des Nackens im Sitz.

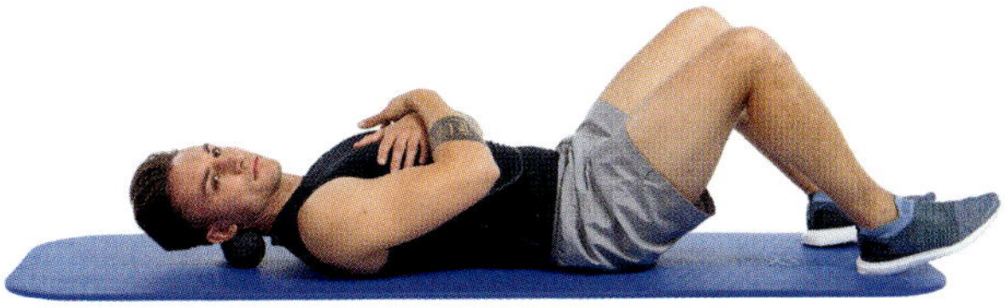

(B) Das Behandeln des Nackens im Liegen.

Wenn du gut beweglich bist, dann kannst du den Nacken mit einem Faszienball in der Hand abrollen (A).
Alternativ legst du dich mit dem Muskelansatz der verspannten Körperpartie auf eine Rolle oder einen Doppelball (B) und behandelst mit langsamen Nick- und Drehbewegungen. Das ist auch im Stand an der Wand möglich, wenn der Druck im Liegen zu groß ist.

Atem- und Entspannungsübungen

Auf den folgenden Seiten findest du Übungen zur Entspannung: Atemübungen und die Progressive Muskelentspannung (PME).

Atemübungen

Die Konzentration auf die Atmung – schon über wenige Minuten – hilft, vom Alltagsstress abzuschalten. Über bewusstes Atmen kannst du deine Atmung vertiefen, beruhigen und gleichmäßiger werden lassen. Das erleichtert Entspannung, verbessert die Konzentration und kann abends auch beim Einschlafen unterstützen.
Wähle einen ruhigen Ort, an dem du ungestört bist. Wenn möglich, öffne ein Fenster oder führe die Übung im Freien durch. Zu Beginn reichen fünf Minuten; später genügen oft schon einige bewusste Atemzüge, um eine spürbare Wirkung zu erzielen.

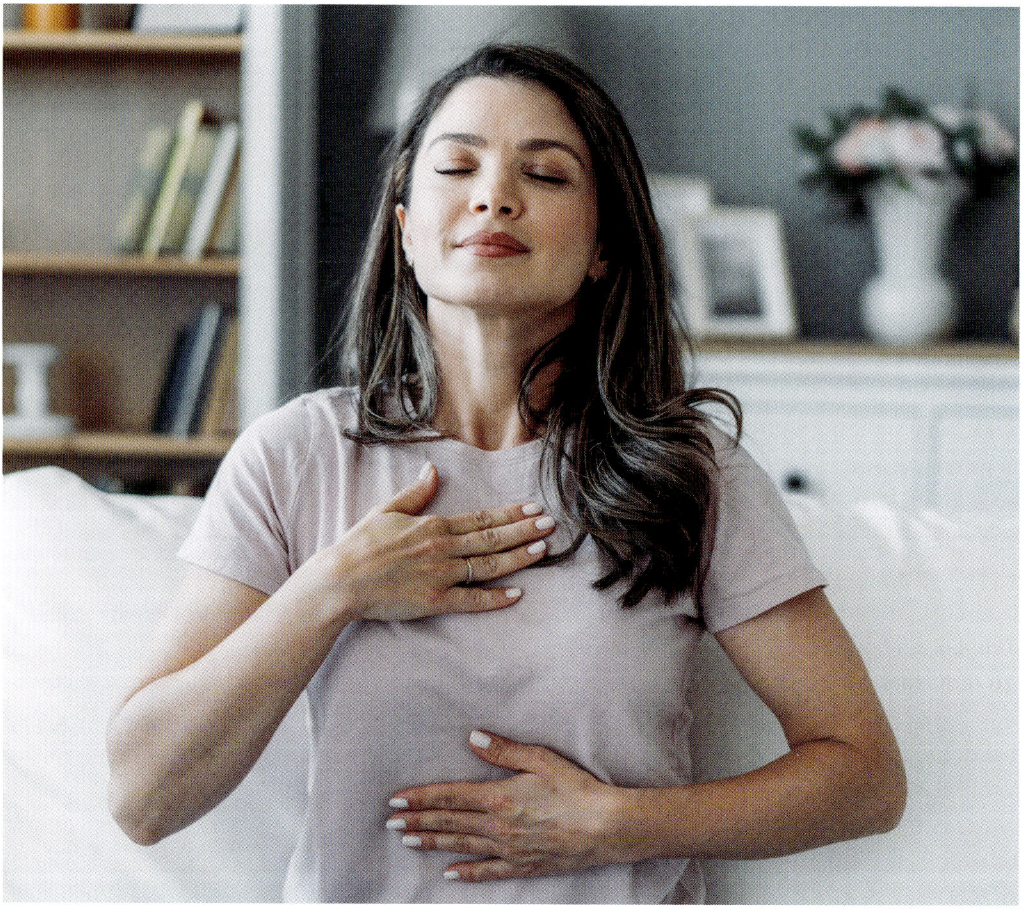

Die Entspannung mit einer Atemübung im Sitz.

Progressive Muskel-entspannung (PME)

Wenn du die Entspannung weiter vertiefen möchtest, probiere die Progressive Muskelentspannung nach Edmund Jacobson. Sie ist eine wissenschaftlich gut belegte Methode, um Stress zu reduzieren und innere Ruhe zu fördern. Durch kurzes Anspannen und anschließendes bewusstes Loslassen bestimmter Muskelgruppen verbessert sich die Körperwahrnehmung, Muskelverspannungen lösen sich und das Nervensystem kommt zur Ruhe.

Regelmäßig angewendet – idealerweise täglich oder bei akutem Stress – kann PME nicht nur akute Spannungen lindern, sondern auch vorbeugend gegen chronischen Stress, Schlafprobleme und psychosomatische Beschwerden wirken. Durch die bewusste Wahrnehmung von Spannung und Entspannung entsteht eine wohltuende Pause für Körper und Geist.

Die Durchführung ist einfach und lässt sich gut in den Alltag integrieren. In diesem Buch findest du eine leicht umsetzbare Kurzversion. Wenn dir geführte Anleitungen lieber sind, kannst du eine App, eine Audio-Datei oder eine Übungs-CD verwenden.

A1 Dreiecksatmung (4–4–4)

Diese Atemübung hilft, Stress und Nervosität zu reduzieren und zur Ruhe zu finden.

- Nimm eine angenehme, aufrechte Sitzhaltung ein. Wenn du möchtest, schließe die Augen. Alternativ kannst du die Übung im Stehen oder Liegen durchführen.
- Visualisiere ein gleichseitiges Dreieck, dessen drei Seiten jeweils einem Atemabschnitt entsprechen.
- Atme wie folgt:
  - Etwa 4 Sekunden durch die Nase einatmen
  - Atem 4 Sekunden halten
  - Etwa 4 Sekunden durch den Mund (oder alternativ durch die Nase) ausatmen
- Wiederhole das Muster 10-mal oder für 2–5 Minuten.
- Du kannst die Zeitintervalle auf 3–5 Sekunden anpassen.

Fortgeschrittene können die Übung frei gestalten und so lange bewusst atmen, bis sich eine deutliche Entspannung einstellt.

A2 Boxatmung (4–4–4–4)

Diese Technik fördert Fokussierung, klares Denken und Stressreduktion.

- Nimm eine entspannte Sitzhaltung ein; alternativ den Stand oder die Rückenlage.
- Visualisiere dir eine Box (ein Quadrat) mit 4 gleich langen Seiten. Jede Seite steht für einen Atemabschnitt.
- Atme in 4 Abschnitten, je etwa 4 Sekunden:
  - Einatmen durch die Nase
  - Atem halten
  - Ausatmen durch die Nase
  - Atem halten
- Wiederhole das Muster 4–10-mal oder für 1–5 Minuten.
- Passe die Intervalle bei Bedarf an (3 oder 5 Sekunden).

Du kannst alternativ durch den Mund ausatmen, wenn es angenehmer ist.

A 3 Tiefe Bauchatmung

Diese Übung reduziert Stress und fördert ein Gefühl tiefer Ruhe.

- Lege dich bequem auf den Rücken; die Beine können ausgestreckt oder angewinkelt sein. Bei Bedarf unterstütze Nacken und Knie mit einem Kissen. Schließe die Augen, wenn es dir hilft. Fortgeschrittene können ebenso im Sitzen oder Stehen üben.
- Eine Hand legst du auf den Bauch, die andere Hand kannst du auf die Brust legen. Ziel ist, dass sich beim Einatmen hauptsächlich die Bauchhand hebt. Alternative: Lege eine Hand über und eine unter den Bauchnabel.
- Atme langsam und tief durch die Nase in den Bauch ein und spüre, wie sich der Bauch weitet.
- Halte nach dem Einatmen kurz den Atem an.
- Atme langsam durch den leicht geöffneten Mund (oder die Nase) aus. Spüre, wie sich der Bauch senkt. Eine kurze Pause im Ausatemfluss kann die Entspannung vertiefen.
- Wiederhole dies für einige Minuten und konzentriere dich ganz auf die Atmung, bis sich dein Körper immer weiter entspannt.
- Zum Abschluss: Zähle innerlich bis drei, balle dann die Fäuste, strecke dich und werde wieder aktiv.

Hinweis: Wenn du die Übung vor dem Einschlafen machst, verzichte auf diesen Aktivierungsschritt.

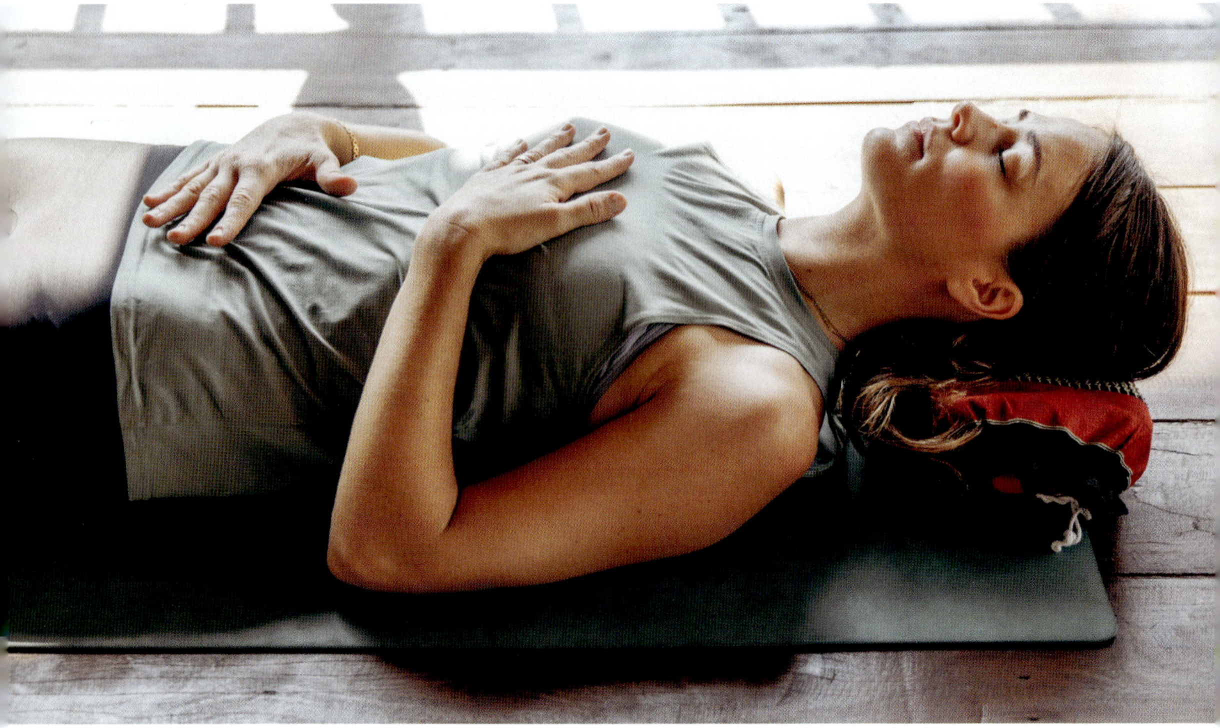

Die Entspannung mit einer Atemübung im Liegen.

A 4 Progressive Muskelentspannung (Kurzform)

VORBEREITUNG

- Nimm eine bequeme Sitzhaltung oder die Rückenlage ein.
- Schließe die Augen, wenn es angenehm ist.
- Mache einige tiefe Atemzüge zur Einstimmung.

GRUNDPRINZIP

- Spanne die anvisierte Muskelgruppe etwa 5 Sekunden an.
- Lasse die Spannung schnell los.
- Spüre für 10–15 Sekunden bewusst nach.
- Atme dabei gleichmäßig weiter.

Reihenfolge der Muskelgruppen

1. Hände: Mache eine Faust und balle sie 5 Sekunden fest – lösen – entspannen

2. Arme vorne: Hebe die Hände in Fausthaltung nach vorn an und spanne die Arme an – halten – lösen – entspannen

3. Arme hinten: Drücke die gestreckten Arme nach hinten – halten – lösen – entspannen

4. Schultern: Ziehe die Schultern zu den Ohren – halten – lösen – entspannen

5. Gesicht: Stirn runzeln, Augen leicht zusammenkneifen, Nase rümpfen, Mund spitzen – halten – lösen – entspannen

6. Nacken: Drücke den Kopf sanft nach hinten gegen den Untergrund oder die Lehne – halten – lösen – entspannen

7. Brust: Tief einatmen, Brustkorb heben, Spannung aufbauen – halten – ausatmen und lösen – entspannen

8. Bauch: Bauchmuskeln anspannen – halten – lösen – entspannen

9. Gesäß: Pobacken kräftig zusammendrücken – halten – lösen – entspannen

10. Vordere Oberschenkel: Anspannen – halten – lösen – entspannen

Tipp: Wenn die Ansteuerung schwerfällt, beuge die Beine und drücke die Fußsohlen gegen den Boden.

11. Hintere Oberschenkel: Drücke die Fersen leicht nach hinten – halten – lösen – entspannen

12. Unterschenkel: Ziehe die Zehen in Richtung Kopf – halten – lösen – entspannen

13. Füße: Kralle die Zehen und ziehe sie nach innen oben – halten – lösen – entspannen

Hinweise zur Durchführung

- Richte in der Entspannungsphase deine Aufmerksamkeit ganz auf die gelöste Muskelgruppe. Spüre hinein, ob du sie noch weiter loslassen kannst.
- Wenn dir die Entspannung in einem Bereich schwerfällt, wiederhole den Abschnitt. Du kannst auch eine Seite nach der anderen bearbeiten – z. B. erst die rechte Faust, dann die linke.
- Ein Durchgang dauert etwa 10–15 Minuten.
- Für den Alltag reichen oft kurze Sequenzen (z. B. Hände, Arme und Schultern).
- Regelmäßiges Üben verstärkt den Effekt deutlich.

Zum Schluss

Mit diesem Buch hast du die wichtigsten Grundlagen für ein wirksames und nachhaltiges Core-Training kennengelernt. Eine starke Körpermitte verbessert deine Haltung, steigert deine Leistungsfähigkeit, schützt deinen Rücken und unterstützt dich im Alltag sowie im Sport.

Die vorgestellten Übungen und Workouts lassen sich flexibel an dein persönliches Leistungsniveau anpassen. Trainiere in deinem eigenen Tempo, achte auf eine saubere Technik und steigere die Belastung erst, wenn du dich dafür bereit fühlst. Konstanz ist dabei der wichtigste Erfolgsfaktor – selbst kurze Einheiten können langfristig große Veränderungen bewirken.

Fortschritt entsteht nicht allein durch Training. Auch Erholung, eine ausgewogene Ernährung und mentale Ausgeglichenheit spielen eine entscheidende Rolle. Zusammen bilden sie die Grundlage für langfristige Gesundheit und Leistungsfähigkeit.

Deine Stärke beginnt in deiner Körpermitte. Mit den Übungen und Workouts aus diesem Buch hast du ein Werkzeug an der Hand, um sie gezielt und nachhaltig zu entwickeln. Bleibe in Bewegung und trainiere mit Freude.

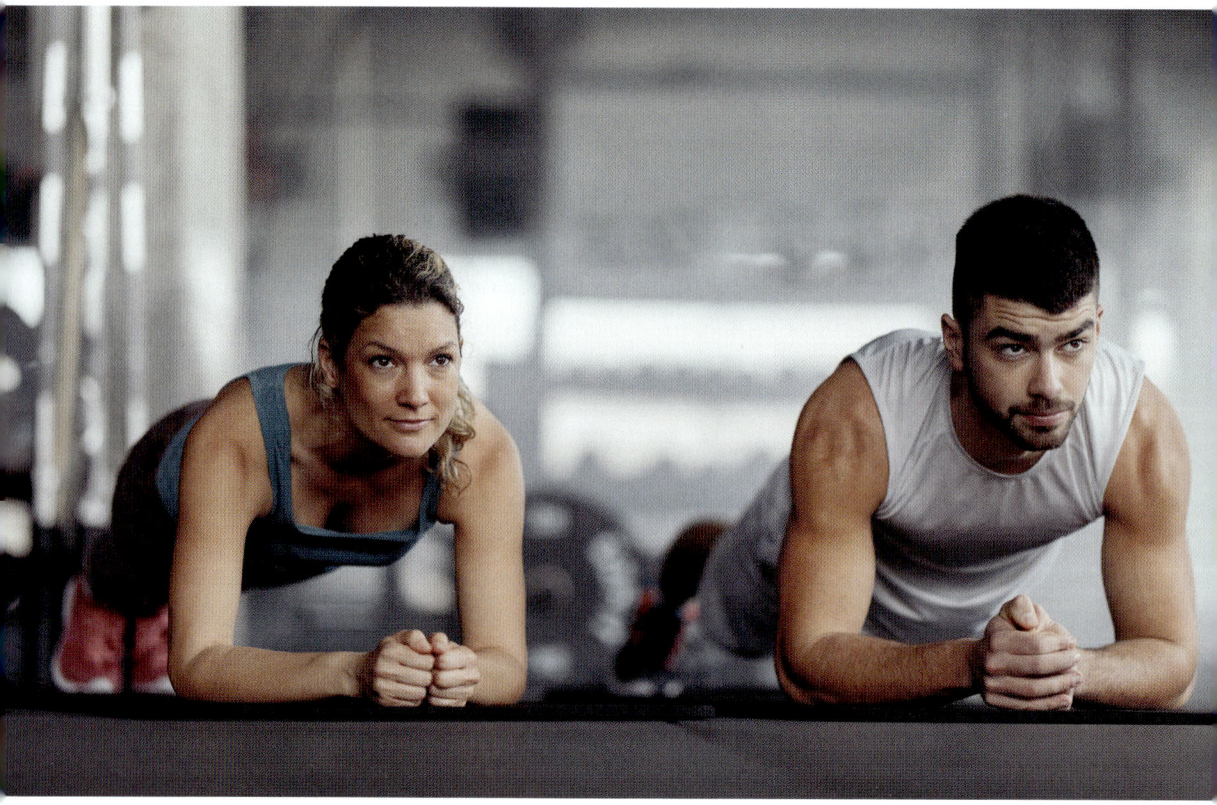

Eine starke Körpermitte entsteht durch kontinuierliches Training – bleibe dran.

Quellenverzeichnis

Bücher

Blum, B: *Perfektes Stretching,* 5. durchges. Neuausgabe, München 2000.
Delp, C.: *Dehnen & Stretchen,* Stuttgart 2025.
Delp, C.: *Longevity: Schlanker, stärker, vitaler,* Stuttgart 2025.
Delp, C.: *Selbstschutz & Selbstverteidigung,* Stuttgart 2025.
Delp, C.: *Thai-Boxen basics,* 4. Aufl., Stuttgart 2025.
Delp, C.: *Bodyweight-Revolution*, Stuttgart 2024.
Delp, C.: *Kampfsport Solotraining,* 3. Aufl., Stuttgart 2024.
Delp, C.: *Kickboxen Basics,* 4. Aufl., Stuttgart 2024.
Delp, C.: *Perfektes Hanteltraining,* 6. Aufl., Stuttgart 2024.
Delp, C.: *Thai-Boxen Training,* 4. Aufl., Stuttgart 2024.
Delp, C.: *Krafttraining ab 40,* Stuttgart 2023.
Delp, C.: *Perfektes Training mit Fitnessbändern,* Stuttgart 2023.
Delp, C.: *Kraft Solotraining,* Stuttgart 2022.
Delp, C.: *Muay Thai DVD – Die komplette Serie,* 5. Aufl., Lampertheim 2022.
Delp, C.: *Dehnen für Kampfsportler,* 4. Aufl., Stuttgart 2021.
Delp, C.: *Beweglichkeit durch Dehnen,* Faszienmassage und Mobility-Training, Stuttgart 2020.
Delp, C.: *Funktionelles Hanteltraining,* München 2016.
Delp, C.: *Krafttraining für Kampfsportler,* Stuttgart 2016.
Delp, C.: Medizinball-Training, München 2015.
Myers, W. T.: *Anatomy Trains. Mysfasziale Leitbahnen für Manual- und Bewegungstherapheuten,* 2. Aufl., München 2010.
Starrett, K./Cordoza, G.: *Werde ein geschmeidiger Leopard – aktualisierte und erweiterte Ausgabe: Die sportliche Leistung verbessern, Verletzungen vermeiden und Schmerzen lindern,* 2. Aufl., München 2016.

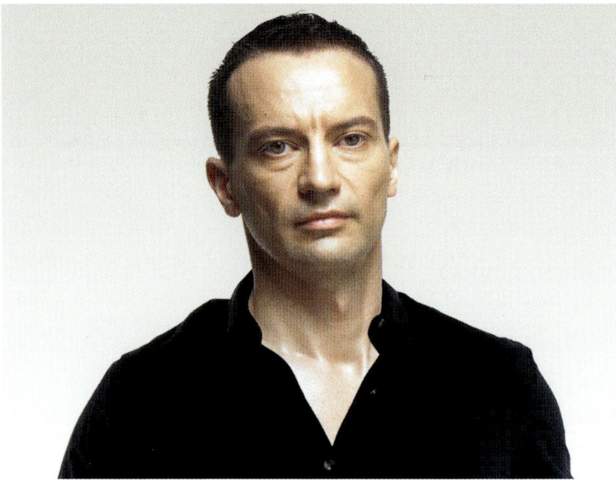

Christoph Delp

Personal Trainer für Muay Thai und Fitness.
Sportautor, Medienproduzent, Diplom-Betriebswirt

Ich freue mich über Rückmeldungen von Lesern. Du kannst mich über meine Homepage kontaktieren und dich dort in Newsletter eintragen, um über neue Projekte informiert zu bleiben.
Gern stehe ich für Personal Training zur Verfügung. Zudem biete ich Trainings- und Fitnessurlaube und einen Kampfsport-YouTube-Kanal an. Ein deutschsprachiger Fitness-*YouTube*-Kanal ist ab 2026 geplant. Mein erster Roman *Im Schatten des Kampfes* erscheint im Herbst 2026.

www.christophdelp.de
www.youtube.com/@Christoph_Delp
www.instagram.com/christophdelp.de/
www.tiktok.com/@christophdelp

Kontakt über:
christophdelp@t-online.de

Hier geht's zu meiner Homepage:

Muay Thai-YouTube: